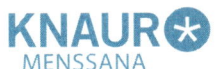

Dr. med. dent. Hubertus
von Treuenfels

GESUND
BEGINNT
IM MUND

Warum Zähneknirschen
zu Rückenschmerzen führt
und Lachen den Blutdruck reguliert

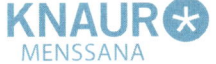
KNAUR✳
MENSSANA

Besuchen Sie uns im Internet:
www.droemer-knaur.de

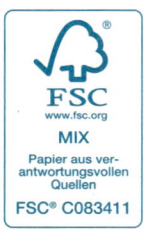

FSC
www.fsc.org
MIX
Papier aus ver-
antwortungsvollen
Quellen
FSC® C083411

Originalausgabe 2017
© 2017 Knaur Verlag
Ein Imprint der Verlagsgruppe
Droemer Knaur GmbH & Co. KG, München
Alle Rechte vorbehalten. Das Werk darf – auch teilweise –
nur mit Genehmigung des Verlags wiedergegeben werden.
Mitarbeit: Susanne Rick
Illustrationen: Fabian Stoltz
Redaktion: Ulrike Strerath-Bolz
Covergestaltung: Claudia Sanna, München
Coverabbildung: Claudia Sanna, München
Satz: Sandra Hacke
Druck und Bindung: CPI books GmbH, Leck
ISBN 978-3-426-65800-0

2   4   5   3   1

INHALT

WIE ALLES BEGANN –
STATT EINER EINLEITUNG

Als meine Mutter im siebten Monat mit mir schwanger war, landete sie mit dem Motorrad in einem Straßengraben. Während sie zahlreiche Prellungen davontrug, blieb ich in ihrem Bauch rein äußerlich unversehrt. Allerdings verlor meine Mutter bei dem Unfall fast das gesamte Fruchtwasser, was mein restliches Wachstum beeinträchtigte, so dass ich kleiner und leichter als andere Babys zur Welt kam. Aber damit nicht genug: Ich hatte gleich nach der Geburt Probleme mit dem Saugen und bekam deshalb anstelle der Mutterbrust recht schnell die Flasche. Doch auch das Trinken aus der Flasche will gelernt sein, und da ich dies nicht konnte, nuckelte ich, um irgendwie satt zu werden, ständig daran herum. Das wiederum reichte aus, um meinen Kiefer zu verformen und meiner Mutter große Sorgen zu bereiten. Keine günstigen Startbedingungen also, wie man sie sich für die Entwicklung eines kräftigen Kiefers und damit eines gesunden Kindes wünscht.

Auch meine Eltern selbst hatten als Flüchtlinge in den Nachkriegsjahren in Norddeutschland alles andere als günstige Startbedingungen für einen Neuanfang. Daher beschlossen sie, nach Brasilien auszuwandern, und das, obwohl meine Mutter hochschwanger und ich erst eineinhalb Jahre alt war. So wurde mein Leben in den folgenden Jahren vom Pioniergeist meiner Eltern bestimmt.

Das einfache Leben auf einer Kaffeeplantage inmitten von exotischen Pflanzen und Tieren und netten Farmerfamilien in der Nachbarschaft war geradezu prädestiniert, mir eine bilderbuchhafte Kindheit zu bescheren. Allerdings litt ich als zartes nordeuropäisches Kind in dem tropisch-heißen Klima an mehreren chronischen Erkrankungen, u. a. an Asthma und an nicht enden wollenden Durchfällen, die mich phasenweise derart schwächten, dass ich tagelang ans Bett gefesselt war. Meine besorgten Eltern fuhren mit mir zu diversen Ärzten, und da ich – obwohl ein guter Esser – sehr mager war, riet man mir, noch mehr zu essen. Trotz zusätzlich verabreichten Lebertrans und eines proteinhaltigen Pulvers zum Anrühren wurde ich kein bisschen dicker. Im Gegenteil: Sämtliche Maßnahmen förderten nur meinen Durchfall. Irgendwann hatte ich es satt, das alles und dazu noch viele Medikamente zu schlucken, darunter stärkste Antibiotika und Tabletten, die, wie ich später erfuhr, in Deutschland schon gar nicht mehr zugelassen waren.

Als ich im Alter von ungefähr sechs Jahren eines Abends allein zu Hause war – man hatte mir wieder einmal Bettruhe, Tee, Haferschleim und jede Menge Pillen verordnet –, ging gar nichts mehr. Obwohl es mir körperlich sehr schlechtging, waren mir die Medikamente so zuwider, dass ich mich weigerte, sie zu nehmen. Irgendetwas in mir sperrte sich mit aller Macht dagegen, und ich war mit einem Mal zutiefst davon überzeugt, dass mir die Tabletten nicht halfen, sondern schadeten. Also blieb ich einfach im Bett liegen, und wenn ich Durst bekam, trank ich ein wenig Wasser, Schluck für Schluck. Zu mehr war ich nicht fähig, mehr ging nicht in mich hinein. Ausgelaugt, matt und müde schlummerte ich irgendwann ein – und schlief zum ersten Mal seit langer Zeit die ganze Nacht durch, ohne schmerzende Bauchkrämpfe. Schon beim Aufwachen am nächsten Morgen spürte ich die untrüglichen Anzeichen einer Besserung und fühlte mich so kräftig wie lange nicht mehr, obwohl ich am Vortag nichts gegessen hatte. Also blieb ich erst einmal beim Wasser, ging ganz langsam zu Tee über und ergänzte meine Nahrung peu à peu um gekochten Reis, bis ich schließlich wieder ganz normal aß, was der ganzen Familie aufgetischt wurde. Allmählich lernte ich, besonders durch schmerzliche Rückschläge, auf meinen Bauch zu hören und zu unterscheiden, was meiner Gesundheit zuträglich war und was nicht. Noch viel wichtiger jedoch war die Erkenntnis, dass ich es durch mein Essverhalten selbst in der Hand hatte, für mein Wohlbefinden zu sorgen.

Diese erste Erfahrung der Selbstheilung sollte mir auch einige Jahre später weiterhelfen, als ich mir im Alter von sieben Jahren bei einem Sturz vom Fahrrad die oberen Schneidezähne verletzte und verschob. Die anschließende Behandlung bei unserem brasilianischen Zahnarzt empfand ich als traumatisches Erlebnis aus Schmerz und Ohnmacht, das mir über Jahre hinweg Angst einjagte, wenn ich auch nur daran dachte. Was jedoch noch schlimmer war: Die Behandlung konnte nicht verhindern, dass sich die Wurzelspitzen immer wieder entzündeten und allmählich der umgebende Kieferknochen in Mitleidenschaft gezogen wurde. Es sollte über zwanzig Jahre dauern, bis die Entzündung erfolgreich behandelt werden und vollständig ausheilen konnte.

Es ist noch nicht allzu lange her, dass sich auch in der westlichen Welt Erkenntnisse aus der traditionellen chinesischen Medizin durchgesetzt haben, die den zahlreichen energetischen Wechselbeziehungen zwischen den Organen einen entscheidenden Stellenwert bei der Behandlung von Krankheiten zuweisen. So können schon kleine Entzündungsherde gerade auch im Mund – wir sprechen in der systemischen Medizin heute von »stillen Störfeldern« – auf Dauer verheerende Auswirkungen auf andere Körperregionen und Organe haben, selbst wenn diese quasi am anderen Ende des Ursprungsortes liegen. In meinem Fall waren es die Nieren, die durch die dauerhaft entzündeten Schneidezahnwurzeln zunehmend belastet und geschwächt wurden. Und da die Nieren zentral für die Ausscheidung von Giften sind, war ich immer leicht vergiftet und dadurch geschwächt und anfällig für neue Erkrankungen.

Aber hatte ich mich nicht schon einmal in einer schier ausweglosen Lage befunden und mich letztlich selbst daraus befreit? So beschloss ich eines Tages, auch diesmal wieder zur Selbsthilfe zu greifen. Ich wollte lernen, den Teufelskreis aus Angst vor dem Zahnschmerz und vor dem Zahnarzt zu überwinden und mich meinem Zahnleiden furchtlos zu stellen. Also studierte ich Zahnmedizin.

Dass ich ein verstecktes Nierenleiden hatte, wusste ich damals noch nicht. Doch nach meinem Studium begegnete ich dem alternativen Zahnmediziner Augusto Beozzo, der mich lehrte, die systemischen Zusammenhänge von Zähnen, Mund und Körper zu erkennen. Seine Behandlungsmethoden elektrisierten mich förmlich, sah ich darin doch einen Weg, wie ich nicht nur mein eigenes Leiden heilen, sondern auch anderen Menschen helfen konnte.

Kurioserweise sollte mich dieser Weg (1976) wieder zurück nach Deutschland führen. Denn dort, in Bonn, lehrte bis zu seinem Tod in den frühen 1960er Jahren ein Prof. namens Wilhelm Balters, der als Begründer der ganzheitlichen Kieferorthopädie in die Geschichte der Zahnheilkunde eingegangen ist. Berühmtheit erlangte er insbesondere durch seine Erfindung des Bionators, eines kieferorthopädischen Geräts, mit dessen Hilfe es den Patienten selbst gelingt, durch die Kraft ihrer Mundbewegungen ihre Kieferanomalien zu regulieren. Bei Balters' Nachfolger Fritz Bahnemann, der sein Meisterschüler gewesen war, ließ ich mich in den Folgejahren ausbilden. Außerdem ließ ich meine chronisch entzündeten Schneidezähne operativ entfernen, wodurch endlich das Störfeld beseitigt wurde, das meine Nieren so sehr beeinträchtigt hatte. So konnte ich mich endlich einer Gesundheit erfreuen, die mir Stärke und Widerstandskraft verlieh und ungeahnte Energien in mir freisetzte.

Auf diese Weise wurde ich selbst zu einem Beispiel dafür, was man mit einer schlechten Zahnheilkunde versäumen und durch eine gute wiedererlangen kann. Die Erfahrung, wie es sich anfühlt, von einem Leiden befreit zu werden, war der Beginn meines leidenschaftlichen Interesses für die ganzheitliche Zahnheilkunde. Bis zum heutigen Tag begegne ich meinen Patienten als Arzt, der sich in ihre Leiden und Ängste aufgrund eigener Erfahrungen gut hineinversetzen kann.

Wie sehr in unserem Organismus das eine mit dem anderen verwoben ist, erkannte ich erst im Laufe der Jahre. Und so fand ich auch erst viel später eine Erklärung für jenes seltsame Phänomen, das ich in meiner Kindheit erlebt hatte. Die Episode stammt aus einer Zeit, in der wir Kinder in der Schule vor den berühmt-berüchtigten Killerbienen gewarnt wurden, die sich damals über ganz Brasilien ausbreiteten. Es handelte sich dabei um die Kreuzung einer afrikanischen Biene mit einheimischen Arten, deren erste Tochtergeneration so aggressiv und angriffslustig war, dass wir aus Radio und Zeitung des Öfteren von totgestochenen Haustieren und gelegentlich sogar von getöteten Kleinkindern erfuhren. Daran erinnerten sich mein Bruder und ich, als uns eines Tages ein riesiger Bienenschwarm attackierte und uns mit zahlreichen Stichen übersäte, bevor wir in letzter Minute auf unseren Fahrrädern flüchten konnten. Zu Hause versorgte unsere Mutter uns mit Alkoholkompressen und Medikamenten. Mehrere Tage lang litten wir an hohem Fieber, und es dauerte eine geraume Zeit, bis wir wieder aus unseren zugeschwollenen Augen schauen konnten. Aber mit mir passierte noch etwas ganz anderes: Mein Durchfall, den ich in diesen Tagen trotz aller Vorsichtsmaßnahmen beim Essen nie ganz losgeworden war, hatte sich mit dieser Bienenepisode schlagartig in Luft aufgelöst.

Jahre später las ich in einem Buch über Homöopathie, dass der Organismus in extremen Stresssituationen wie z. B. bei Lebensgefahr oder sportlichen Wettkämpfen nicht nur Adrenalin, sondern auch andere Hormone ausschüttet, so dass auch noch an anderen Baustellen im Körper Reparaturprozesse in Gang gesetzt werden. Offensichtlich war dieser Angriff der Bienen, diese Ausnahmesituation, der Schrecken, die Angst und das Gift genau das gewesen, was mein geschwächter Körper gebraucht hatte, um eine Art Gegengift bereitzustellen. So wurde mir gleich im doppelten Sinne eingeimpft, was die körpereigene Abwehr durch Immunisierung alles leisten kann.

Den Durchfall war ich los, nicht aber das Asthma, das mich, als ich wieder einmal glaubte, ersticken zu müssen, mit meinen Eltern ins Krankenhaus führte. Cortison gab es damals noch nicht, und so blieb den Ärzten nichts anderes zu tun, als mir ein Mundspray zu verabreichen und mich während des Asthmaanfalls im Auge zu behalten. Als dieser vorüber war, nahm mich der behandelnde Arzt beim Abschied beiseite, packte mich an den Schultern und schüttelte mich einmal kräftig durch. Nanu, dachte ich, will er mich jetzt ausschimpfen oder was? »Merk dir eines«, sagte er mit donnernder Stimme zu mir, »wenn du anfängst zu rauchen, du mit deiner schwachen Brust, und wenn du dir nicht genug frische Luft holst, indem du abends das Fenster aufmachst, und wenn du dich nicht genug bewegst und was für deine Atmung tust, dann wirst du dein blaues Wunder erleben mit deinem Asthma. Aber:

Du kannst etwas dagegen tun.« Das hat mich damals so tief beeindruckt, dass ich mich bis zum heutigen Tag an seine Ratschläge halte: Ich rauche nicht, ich schlafe bei offenem Fenster und bleibe immer in Bewegung. Und heute gehört meine Lunge mit zum Besten, was ich habe. So lehrte mich mein Körper durch Asthmaanfälle buchstäblich das freie Atmen.

1. DER MENSCH UND SEIN MUND

Kein anderes Organ ist gleichzeitig an so vielen Funktionen des menschlichen Organismus beteiligt wie der Mund. Er spielt eine zentrale Rolle beim Atmen, beim Essen und beim Sprechen. Doch wie groß der Einfluss ist, den der Mund auf Körper und Seele hat, ist den wenigsten bewusst.

Deshalb möchte ich Sie zu einer spannenden Reise in dieses Schlüsselorgan einladen, auf der wir zunächst der Frage nachgehen, warum unser Mund genau so und nicht anders aussieht und welche entscheidenden Vorteile die Evolution der Menschheit damit verschafft hat. Wir sehen zu, wie der Mund im Mutterleib Gestalt annimmt und sich schon beizeiten auf den ersten Schrei vorbereitet. Sie erfahren – nicht zuletzt durch verblüffende Fallbeispiele aus der eigenen Praxis –, wie unsere Vitalfunktionen Atmung, Ernährung und Motorik durch unseren Mund bestimmt und geprägt werden. Etwa, wie sich die Tätigkeit des Unterkiefers auf die gesamte Körperhaltung auswirkt und welche gravierenden Folgen eine falsche Atmung für unsere Gesundheit haben kann. Die Einsicht in diese Wechselwirkungen ist zugleich der Schlüssel zu einer gesunden Lebensweise.

Mit einfachen Übungen, die Sie problemlos in Ihren Alltag einbauen können, möchte ich Ihnen am Ende des Buchs konkrete Anleitungen zur Selbsthilfe geben. Es sind Übungen, die Sie am eigenen Leib erleben lassen, wie unser Körper wirklich tickt. Mit ihrer Hilfe können Sie tatsächlich besser atmen, saugen, kauen und schlucken lernen. Denn gerade diese Grundfunktionen des Mundes haben einen ganz entscheidenden Anteil an unserem Wohlbefinden und damit an unserer Lebensqualität.

WER DENKT SCHON BEI KÖRPERLICHEN BESCHWERDEN AN SEINEN MUND?

Natürlich geht nicht jedes Unwohlsein von unserem Mund aus. Doch es lohnt sich, immer auch im Mund nachzuschauen, wenn Sie sich nicht richtig gesund fühlen oder Beschwerden haben. Wichtig ist dabei zweierlei: Zum einen sollten Sie auch banale, scheinbar unwichtige Beschwerden ernst nehmen. Sie erschweren uns nicht nur das tägliche Leben, sondern schädigen vielleicht sogar unseren Körper oder schlagen sich in zermürbender Weise auf unser Gemüt. Zum anderen denken wir zu selten und oft viel zu spät an unseren Mund, an unsere Zähne, Kieferknochen und Gelenke, wenn wir morgens kaum aus den Federn kommen. Oder an einen Zusammenhang zwischen Zunge, Gaumen, Rachen und nächtlichen Atemaussetzern mit Tagesmüdigkeit und dem gefährlichen Sekundenschlaf am Lenkrad. Viele Menschen leiden unter ständigen Kopfschmerzen und lästigen Verspannungen im Kiefer-Gesichts-Bereich. Diese Beschwerden können zu Schmerzen in Hals, Nacken und Schultern, zu Wirbelsäulen- und Rückenschmerzen, Ohrgeräuschen, Hörschwäche, Atemproblemen und Verdauungsstörungen führen. Manche plagen sich mit anfallartigen Schwindelzuständen, Schlafmangel und Bluthochdruck. Diese Symptome sind nicht nur lästig und bedrückend, sondern oftmals auch Vorboten für ernsthafte Erkrankungen. So können etwa Schlafmangel und Bluthochdruck im Extremfall zum Erschöpfungssyndrom mit bedrohlichem Leistungsabfall führen, besser bekannt unter dem Modebegriff Burn-out. Und für all das lassen sich nur allzu oft im Mund die Ursachen finden.

Natürlich wollen wir Menschen nicht leiden. Wir wollen der Ursache auf den Grund gehen, und wir wollen gesund werden. Also lassen wir uns untersuchen, begeben uns in Therapien und nehmen Medikamente. Doch lassen wir uns dabei zu oft von der Position des Schmerzes leiten. Und leider verorten auch viele Therapeuten und Mediziner eine Beschwerde oder eine Erkrankung dort, »wo es weh tut«. Also lassen wir uns den Rücken massieren, wenn wir Rückenschmerzen haben, oder nehmen ein Schmerzmittel, wenn Kopf oder Bauch weh tun. Aber keine unserer Körperregionen existiert separat. Alle sind miteinander verbunden. Und so bekämpfen wir mit lokalen Maßnahmen oftmals nicht die Ursache, sondern nur das Symptom.

Doch wie, fragen Sie mit Recht, gelangen Patienten, Ärzte und Therapeuten an die eigentlichen Ursachen von Leiden und Beschwerden? Genau hier kommt dem Mund-Nasen-Rachen-Raum eine entscheidende Bedeutung zu. Denn im Mund findet in jedem Moment unseres Lebens über die Atmung, die Verdauung und die Bewegung der umfangreichste Austausch zwischen außen und innen statt.

Wenn wir verstehen, wie unser Oronasalraum, diese Schleuse zwischen innen und außen, funktioniert, und wenn wir lernen, diese aktiv zu steuern und zu pflegen, dann können wir auch ganz gezielt Beschwerden und Erkrankungen im gesamten Körper vorbeugen und heilen.

Die gestörte Mundfunktion und ihre Folgen

Welchen Einfluss eine gestörte Mundfunktion auf unsere Gesamtgesundheit hat, lässt sich eindrücklich am Fall einer fünfundvierzigjährigen Patientin illustrieren. Sie litt an Bluthochdruck. Dagegen hatte ihr der Hausarzt Betablocker verschrieben. Leider hatte er weder nach ihren Lebensgewohnheiten, ihrem Ess- und Trinkverhalten noch nach ihren körperlichen Aktivitäten und anderen Dingen gefragt, die den Kreislaufbefund hätten erklären können. Die Folge war, dass die Patientin sich immer schwächer fühlte und mit der Zeit massiv unter Schlafproblemen litt. Ich lernte sie kennen, als ihr Mann sie eines Tages entnervt und sorgenvoll in meine Praxis bugsierte. Durch Zufall hatte er erfahren, dass mit systemischen Methoden auch Schlafstörungen behandelt werden können. »Meine Frau schnarcht schon lange, aber seit sie die Betablocker nimmt, ähnelt ihr Schnarchen eher dem Grunzen eines Wildschweins«, sagte er mir noch vor unserem Anamnesegespräch. Als die Frau mir dann berichtete, dass sie auch häufig Atemaussetzer habe, schrillten bei mir die Alarmglocken.

Durch die sogenannte temporäre Schlafapnoe gelangt zu wenig Sauerstoff ins Blut. Da der Sauerstoff aber essenziell für den Stoffwechsel unserer Zellen ist (auch in der Nacht), reagiert der Körper sofort, indem er die Kreislauftätigkeit erhöht. Einfach ausgedrückt: Die Blutzirkulation fährt ihre Leistung hoch, um den wenigen Sauerstoff pro Atemzug so gut wie möglich zu verteilen. So reguliert unser Körper nach Kräften alle Beeinträchtigungen von außen, in diesem Fall mit dem Ergebnis Bluthochdruck. Durch die medikamentöse Senkung ihres Blutdrucks konnte der Patientin allerdings nicht geholfen werden. Denn dadurch wurde eine Art von Teufelskreis vorprogrammiert: Sie wachte jeden Morgen wie gerädert auf und hatte tagsüber keine Energie mehr. Die Situation war im Übrigen auch für ihren Mann unerträglich, der jede Nacht befürchtete, sie könnte ersticken. So fand auch er oft keinen Schlaf, wofür er insgeheim sie verantwortlich machte, was dann auch noch zu einer Ehekrise führte.

Die medizinische wie emotionale Situation der Frau schien ausweglos. Daher war sie sichtlich verwundert, als ich ihr statt neuer Medikamente nur eine vergleichsweise unauffällige Zahnspange für die Nacht anpasste und sie bat, die Dosis ihres blutdrucksenkenden Mittels in Rücksprache mit ihrem Hausarzt allmählich zu reduzieren. Ich erklärte ihr, dass der zierliche Apparat im Schlaf gezielte Reize setzt, sobald er bestimmte Mundbereiche berührt, mit dem Effekt, dass dadurch Saugreflexe ausgelöst werden. Und da der Mund auch in der Nacht etwa beim Schlucken nie länger stillsteht, funktioniert dieser Reiz-Reaktions-Mechanismus meistens auch gegen das Schnarchen. Denn wer saugt, sorgt dafür, dass die Zunge automatisch den hinteren Gaumen abschließt, die Nasenatmung aktiviert und auf diese Weise das Schnarchen verhindert. So bedienen wir uns der angeborenen Reflexe, ohne die wir bereits als Säuglinge ziemlich arm dran wären und die uns bis ins hohe Alter erhalten bleiben.

Der Patientin ging es bereits nach der ersten Nacht deutlich besser. So konnte die körpereigene Regulation genutzt werden, um ihre Heilkräfte zu entfalten. In diesem Fall war es der schlichte Saugreflex. Auf die Dauer sorgte die Spange, die diesen auslöste und so das Schnarchen verhinderte, tatsächlich auch für eine Senkung des krankhaft erhöhten Blutdrucks.

DER MUND ALS SPIEGEL DES LEBENS

Eine asiatische Weisheit besagt, dass der Kranke durch seine Beschwerde die Lösung seines Problems bereits in sich trägt. Denn durch die Beschwerde, sei es ein akuter Schmerz oder ein chronisches Unwohlsein, signalisiert uns unser Körper, dass etwas nicht in Ordnung ist. Der erste Schritt auf dem Weg der Heilung besteht daher darin, die Beschwerde bzw. die Symptome zu registrieren und ernst zu nehmen. Denn ganz gleich ob wir an Aphthen leiden, kleinen schmerzhaften Bläschen im Mund, oder ob wir uns ständig müde und schlapp fühlen, weil wir in den Nächten, meist ohne es selbst zu merken, mit den Zähnen knirschen: Die Symptome, nicht zu verwechseln mit der Krankheit selbst, wollen uns etwas sagen. Beides sind weit verbreitete Beschwerden mit starkem Hinweischarakter. Aphthen weisen in aller Regel darauf hin, dass wir an einer Übersäuerung, einem nicht ausgeglichenen Säure-Basen-Haushalt leiden, auf den die Schleimhaut mit brennenden Bläschen reagiert. Und nächtliches Zähneknirschen signalisiert, dass wir chronisch angespannt sind und uns – aus welchen Gründen auch immer – im wahrsten Sinne des Wortes »durchbeißen«.

Schaue ich in den Mund eines Patienten, so schaue ich immer auch schon ein Stück weit in sein Leben hinein. Denn im Mund spiegelt sich vieles wider, was mir zeigt, wie dem jeweiligen Menschen dies oder jenes zusetzt, woran er zu kauen hat und was ihm Schaden zufügt. So versuche ich seit vielen Jahren, diese Zeichen zu deuten und die Beweggründe des Patienten herauszufinden, auf diese oder jene Art und Weise zu reagieren.

So fiel mir bei einem meiner langjährigen Patienten auf, dass sich seine Schneidezähne zusehends fächerartig nach vorne schoben. Erleichtert wurde dieser Prozess durch einen Knochenabbau im Zahnhalteapparat, sicheres Indiz für eine schon länger bestehende Parodontose. Tatsächlich bestätigte der Patient meine Vermutung, dass er hauptsächlich nachts, aber auch tagsüber auf erdrückenden Problemen herumkaute. Und irgendwann erzählte er mir vom Scheitern seiner Ehe und von zusätzlichen Schwierigkeiten an seinem Arbeitsplatz. Natürlich war es mir nicht möglich, seine privaten und beruflichen Probleme zu lösen, aber ich konnte ihn vor den negativen Auswirkungen dieser Belastungen auf sein Gebiss bewahren. Ich passte ihm eine funktionelle Spange an, die ihn vor einem schmerzhaften Zahnverlust bewahrte und die groteske Fehlstellung der Zähne rückgängig machte. Und mir fiel bei dieser Geschichte ein, was einmal eine meiner Kolleginnen bemerkt hatte: »Wenn der Zahn wackelt, wackelt die Seele.«

UNSER KÖRPER REGULIERT SICH SELBST

Symptome werden im Allgemeinen als Krankheitszeichen gesehen. Wir können in ihnen jedoch auch einen durchaus gesunden Abwehrmechanismus erkennen. Denn der Körper will grundsätzlich gesunden und tut dafür, was er kann. So gesehen sind Symptome nicht nur eine angemessene Reaktion auf einen Angriff, auf eine Erkrankung, auf schädliche Bakterien, sondern immer auch ein willkommenes Zeichen der Orientierung, wie wir den Organismus in seinem eigenen Sinne therapieren können. Haben wir eine Infektion, so fangen wir in vielen Fällen an zu fiebern. Auf diese Weise wehrt sich der Organismus gegen schädliche Bakterien, und das Fieber zeigt, dass der Körper noch etwas in Reserve hat, womit er dagegenhalten kann. Nach Hippokrates hat die Natur das Bestreben, die Gesundheit wiederherzustellen. Das drückt sich gerade in jenen Reaktionen aus, die wir als Krankheitssymptome bezeichnen. Dabei sind es tatsächlich Gesundungszeichen. Unser Körper ist ständig dabei, sich in weiser Voraussicht auf das vorzubereiten, was vermutlich kommen mag. Sitzen wir zu lange in der Sonne, so rötet sich unsere Haut, sitzen wir vor dampfenden Schüsseln, produziert er vermehrt Speichel, stehen wir dagegen auf einem Podest vor vielen Menschen, um eine Rede zu halten, haben wir eher einen trockenen Mund. Stattdessen bilden sich Schweißperlen auf unserer Stirn, die uns davor bewahren, vor lauter Aufregung zu überhitzen. Gut also, wenn da ein Glas Wasser auf dem Rednerpult steht.

Ein charakteristisches Organisationsmerkmal aller Lebewesen, also auch unseres menschlichen Körpers, besteht darin, dass sich unser Organismus in einem dauerhaften Prozess der Selbsterschaffung und Selbsterhaltung befindet. Das heißt, unser Körper ist ständig dabei, zu regulieren. Damit befasst sich die sogenannte Regulationsmedizin, deren Prinzip es ist, *mit* der Selbststeuerung des Körpers zu arbeiten und nicht dagegen. Wie tickt unser Körper? Wie stellt er sich jeweils darauf ein, was gerade mit ihm geschieht, und wie steuert er das? Das sind die Fragen, die sich die Regulationsmedizin stellt. Wenn wir als Ärzte helfen wollen, steigen wir auf das Prinzip der Selbstregulierung ein, um dem Patienten besser helfen zu können. Denn dann unterstützen wir ihn bzw. seinen Körper auf seine eigene Weise, so wie dieser selbst das am besten kann.

Wie so eine Selbstregulierung angestoßen werden kann, hat der eingangs erwähnte systemische Zahnheilkundler Wilhelm Balters mit der Erfindung des Bionators gezeigt.

Der Bionator ist eine Art Gymnastikgerät zur Zahn- und Kieferregulierung. Entscheidend ist, dass das (herausnehmbare) und lose sitzende Gerät selbst keine Kräfte auf die verformten Kiefer ausübt, sondern stattdessen in erster Linie die Kraft des Trägers nutzt, indem sie dessen Mundbewegungen steuert und besonders dafür sorgt, dass mit jedem Schluckvorgang und auch beim Sprechen die Mundfunktionen reguliert werden. Auf dieser Weise kann der Patient seine Zahn- und Kieferfehlstellung weitgehend aus sich selbst heraus korrigieren.

Alles, wirklich alles, was wir für oder gegen unseren Organismus tun, durchläuft den Weg der Instanzen unserer großen Regulationssysteme. Diese steuern und kontrollieren alle Lebensfunktionen, ihre Anpassungs- und Ausgleichsprozesse im Stoffwechsel, den Blutdruck ebenso wie den Atemrhythmus, die Muskelaktivitäten und Nervenimpulse.

Jeglicher Eingriff und jede Maßnahme, ganz gleich ob pharmakologischer oder chirurgischer Art, steht und fällt mit der Fähigkeit jedes lebenden Systems, sich bei ausreichender Versorgung selbständig und in eigener Regie zu erschaffen, erneuern und zu erhalten.

Die Theorie von der Autopoiesis, der zufolge jede einzelne Zelle zugleich als Produkt und Produzent am Ganzen teilhaben kann, stammt von den chilenischen Wissenschaftlern Humberto Maturana und Francisco J. Varela. Ihre Erkenntnisse bilden bis zum heutigen Tag die Basis aller Lebenswissenschaften und der modernen Komplementärmedizin, die davon ausgehen, dass Behandlungsmaßnahmen ohne die Beachtung und Nutzung dieser körpereigenen Gesetzmäßigkeiten nicht nur zwecklos, sondern in aller Regel auch schädlich sind.

Schulmedizin und Naturheilkunde ergänzen sich

Natürlich müssen wir auf akute Erkrankungen anders reagieren als auf chronische. So muss bei einer weit fortgeschrittenen Zahnkaries, die bereits das Zahninnere, die sogenannte Pulpa, erfasst hat, der Zahn geöffnet und saniert werden, ebenso wie ein entzündeter Blinddarm entfernt werden muss, bevor er gravierende Folgeschäden anrichten kann. Deswegen bin ich in vielen Fällen für eine gute, knallharte Schulmedizin. Wenn es jedoch um chronische Beschwerden geht, kann eine weitblickende, umfassende Naturheilkunde oder Komplementärmedizin nachhaltigere Erfolge erzielen.

Leiden wir beispielsweise an einer Infektion, die unsere Bronchien bedroht, so treten bei einer guten Immunlage sofort alle Abwehrkräfte auf den Plan, das heißt, wir husten und bekommen Fieber. Beides sind gute Symptome: Der Husten ist ein gesunder Abwehrreflex gegen die Reizung unserer Bronchialschleimhaut und dient der Reinigung unserer Atemwege. Das Fieber hat die Funktion, unseren Kreislauf »anzuheizen«, und unterstützt die Abwehrvorgänge unseres Körpers, indem es jene biochemischen Reaktionen beschleunigt, die zu unserer Genesung nötig sind.

Wenn wir das Fieber jedoch durch senkende Mittel drosseln, so stören wir den Organismus in seiner Fähigkeit, selbst mit dem Problem fertig zu werden. Unser Immunsystem wird dadurch verwirrt. So sind wir zwar kurzfristig wieder leistungsfähiger, wenn wir das Fieber unterdrücken, brauchen aber unter Umständen länger, um den Infekt ganz zu überwinden. Das heißt, wir sind über einen längeren Zeitraum nicht ganz gesund. Wird dieser Zustand chronisch, dann plädiert der Naturheilkundler dafür, das

Fieber zu unterstützen, damit der Heilungsprozess tatsächlich alle notwendigen Stadien der Krankheit durchlaufen und den Körper richtig auskurieren kann.

Schon Hippokrates, der Begründer und Urvater der abendländischen Medizin, hat vor über zweitausend Jahren die Selbstheilungskräfte des menschlichen Organismus erkannt und basierend auf dieser Erkenntnis eine Jobbeschreibung des Arztberufs angelegt, die bis heute ihre Gültigkeit hat. Die Aufgabe des Arztes besteht, so Hippokrates, darin, »die Natur in ihrem Bestreben, die Gesundheit wiederherzustellen, zu unterstützen«. Dazu muss der Arzt »je nach Natur und Ursprung der Krankheit bald durch das Gegenteilige, bald durch das Gleichartige einwirken«. Konkret heißt das: Manchmal müssen wir mit Gegenmitteln (z. B. Antibiotika, Antidepressiva) gegen die Symptome vorgehen, manchmal aber auch gerade das Symptom für die Heilung nutzen.

Im Falle der Kieferorthopädie setzt man etwa bei Zahnfehlstellungen feste Spangen ein, um gegen das Symptom zu wirken, während funktionelle, d. h. bewegliche Spangen in der Regel mit der Körperregulation wirken.

GRÜßE AUS DEM PLEISTOZÄN

Der Mund gehört so natürlich und zentral zu uns, dass wir ihn kaum beachten. Aber warum hat er sich bei so vielen Lebewesen in vergleichbarer Weise entwickelt? Gab es dazu keine Alternative? Der Entwicklungsweg der meisten Lebewesen führt vom Einzeller zum Vielzeller, vom Einfachen zum Hochkomplexen, von Zellstaaten und Organismen bis hin zu Staatengemeinschaften. Das bedeutet, dass sich alles in einem kontinuierlichen Prozess befindet, in einer stetigen Verwandlung. Doch bleibt in der Evolution nur das Beste vom Besten bestehen, die beste Funktion und Mechanik, das beste Überlebenskonzept. Und so können wir davon ausgehen, dass der Mund bei allen Modellvarianten in der Grundfunktion nahezu optimal konstruiert ist. Alles, was in unserem Körper mit Leib und Seele passiert, durchläuft nicht nur unseren Nasen-Rachen-Raum, sondern wird auch durch dessen Funktionen kontrolliert und reguliert. Unser Mund ist somit der multifunktionalste und komplexeste Bereich unseres Körpers. Er steht an erster Stelle, ohne ihn geht nichts. Spätestens wenn jemand nach einem Unfall auf der Straße oder auf der Intensivstation liegt, dreht sich primär alles um den Mund: Dann heißt es Atemwege freimachen, notfalls auch in den Mundraum nach der Zunge greifen, falls diese den Atemweg versperrt, von Mund zu Mund beatmen oder die Sauerstoffmaske anlegen, dann intubieren und die Beatmung regeln.

Und so erscheint nichts geeigneter, als den Mund unter die Lupe zu nehmen, um den weiten Spannungsbogen der Menschwerdung darzustellen, vom Einfachen bis zum Komplexen, vom simplen Stoffwechsel der Mikroorganismen bis zur hochspezialisierten und differenzierten Feinmotorik des Sprechens.

Zur stammesgeschichtlichen Entwicklung des Mundes

Der Mensch kann nur über seine eigene stammesgeschichtliche Entwicklung, die sogenannte Phylogenese, verstanden werden. Weil sich der Mensch über Jahrmillionen nicht getrennt, sondern gleichzeitig und gemeinsam mit und aus anderen Lebewesen entwickelt hat, verbindet uns vieles mit den Wirbeltieren und Insekten, Pflanzen und Mikroorganismen. So ist die spezifische Menschheitsgeschichte aus der allgemeinen Evolutionsgeschichte hervorgegangen – der Wiege des Lebens.

Wie aber hängt unsere Gesundheit mit der Evolutionsgeschichte zusammen? Ganz einfach: Dass es uns heute (noch) gibt, verdanken wir einer wahren Erfolgsgeschichte unserer Spezies. Wir haben die Zeit vom Archaicum, also dem frühen Erdzeitalter, in dem es nur Bakterien gab, bis in die Gegenwart überstanden. Im Unterschied zu den Dinosauriern sind wir nicht ausgestorben. Und was ist bis heute der beste Garant für ein gelungenes Leben? Die Gesundheit. Also müssen wir als menschliche Gattung bisher so erfolgreich gewesen sein, weil wir die Herausforderungen und Hindernisse des Lebens im weitesten Sinne mit gesunden Schritten bezwingen konnten. Unser Überleben wurde gewährleistet, weil es uns gelang, für alles Lebensnotwendige zu sorgen: für Nahrung, Fortpflanzung, Schutz und Sicherheit. Und in jedem von uns sind die unverzichtbaren Elemente dieser evolutionären Entwicklung, das Know-how des Werdens bis zum aufrechten Gang, wie in einer Konserve gut verpackt aufgehoben. Da sich im Laufe der Evolution alles in Zyklen wiederholt und von Generation zu Generation erneuert, ist in der Tat nichts Wesentliches verlorengegangen.

Warum kann ein Säugling kurz nach der Geburt sofort trinken, ohne dass es ihm jemand beibringen muss? Warum steht er nach einem Jahr aufrecht und setzt ein Füßchen vor das andere? Und warum fängt jedes Kind irgendwann an zu reden, lange bevor es in die Schule kommt? Ganz einfach, weil jeder in sich das geheime Wissen der Evolutionsgeschichte trägt.

Das Erbe der Evolution

Warum wirkt sich richtiges physiologisches Atmen gleich in mehrfacher Hinsicht positiv auf die Gesundheit aus? Richtiges Atmen führt nicht nur zu einer besseren Sauerstoffversorgung und einem besseren Stoffwechsel in den Zellen, sondern entlastet gleichzeitig Herz und Blutkreislauf und unterstützt auch noch die Darmtätigkeit. Hinter diesen Zusammenhängen stecken biologische Prinzipien und Gesetzmäßigkeiten. Unser komplexer Körper funktioniert ähnlich wie komplexe Gesellschaften. Auch in ihm herrscht das Prinzip der Ökonomie durch eine energiesparende Arbeitsteilung: durch Symbiose, Synergien und Organkooperationen. Sie alle gehen letztlich auf das Konto der Evolution zurück.

Davon spricht auch der Evolutionsbiologe Stephen Stearns, wenn er zeigt, welche fundamentale Bedeutung die in unseren Genen gespeicherten Verhaltensweisen für unser heutiges Leben haben. Beschert wurden sie uns von der Evolution, und sie haben uns schließlich dahin gebracht, wo wir heute sind. Welche Bedeutung die Prinzipien der Evolution auf unsere weitere Entwicklung und unsere Gesundheit haben, zeigt sich daran, dass sich seit einigen Jahren an zahlreichen Universitäten in den USA und in Europa ein neuer und rasant wachsender Forschungszweig etabliert hat: die Evolutionsmedizin. Viele Evolutionswissenschaftler fordern, dass wir Menschen uns wieder so verhalten sollten wie unsere Vorfahren aus der Urzeit. Ein solches Verhalten, erklären sie, hat uns während unserer gesamten Entwicklungsgeschichte gestärkt und weitergebracht. Die Erleichterungen und Bequemlichkeiten des Industriezeitalters hingegen, so verlockend sie auch sein mögen, stehen im Widerspruch zu dem, was unser Körper jahrmillionenlang gebraucht und was ihn geprägt hat, um gesund und überlebensfähig zu bleiben. Das Interesse der Forscher kreist in diesem Zusammenhang vor allem um die beiden Themen Bewegung und Ernährung.

So fütterte der Evolutionsbiologe Daniel E. Lieberman zwei Gruppen von Schliefern – das sind kleine und dennoch mit dem Elefanten verwandte murmeltierähnliche Pflanzenfresser, die ähnlich kauen wie wir Menschen – mit hartem bzw. weichem Futter. Und er stellte fest, dass diejenigen, die hartes Futter bekamen, bedeutend längere, dickere und breitere Kieferknochen entwickelten als diejenigen, die weiches Futter bekamen. Bezogen auf uns Menschen kommt er zu dem Schluss, dass die bei Kindern und Jugendlichen inzwischen so verbreiteten Zahnspangen erste Anzeichen dafür sind, dass wir nicht mehr im Einklang mit unserem biologischen Erbe leben. Ähnliches gilt, so Lieberman, für alle Fehlfunktionen, denen wir mit Schuheinlagen, Operationen und Pillen begegnen. Sie alle führen zu einer Entfernung von der Lebensweise, die uns durch die Evolution vorgegeben ist.

Dass eine Verkümmerung der Kaufunktion an der Ausbildung und Formung von Zahnbögen, Kiefer- und Gesichtsknochen nicht spurlos vorbeigeht, wies der spanische Zahnmediziner Pedro Planas in seinen Untersuchungen nach: Bestimmte Fehlbisse und Zahnfehlstellungen treten bei fehlernährten Kindern und Jugendlichen erheblich häufiger auf als bei gesund ernährten. Qualitativ minderwertige Nahrung in nicht festem Zustand hat nämlich in zweifacher Hinsicht negative Auswirkungen auf das Kieferwachstum: Sie beeinträchtigt den Stoffwechsel und verändert die Kaugewohnheiten. Feste Nahrung dagegen verlangt den Zähnen mehr ab, trainiert dadurch die Kaumuskeln, die wiederum den Knochenaufbau unterstützen. Sobald der Knochen eines Kindes der Belastung eines Muskels ausgesetzt wird, nämlich Druck spürt, erfährt er an dieser Stelle einen Wachstumsimpuls. Erhält er dagegen nicht genügend zum Kauen, bleiben die Kieferknochen der Kinder schmaler, und die Zähne verschieben sich. Dadurch kann das Kauen auch im Erwachsenenalter schwerfallen, und die Zähne sind möglicherweise nicht mehr so pflegeleicht, also anfälliger für Bakterien und Entzündungen. Im schlimmsten Fall können die Knochen die Zähne nicht mehr halten, und diese fallen aus.

Inzwischen sind auch hierzulande zahlreiche Therapeuten, Heilpraktiker und Ärzte zu diesen lebensnahen und zukunftsweisenden Einsichten gelangt und haben sie in ihre praktische Arbeit einfließen lassen. Mit erstaunlichen Ergebnissen, wie wir noch sehen werden.

Die Herausforderung für uns heute besteht also darin, unsere Lebensweise zumindest hinsichtlich unserer Bewegung und Ernährung so weit wie möglich wieder derjenigen unserer urzeitlichen Vorfahren anzugleichen. Um zu verstehen, warum, werfen wir noch einmal einen Blick zurück in die Zeit des Pleistozäns, als unsere Vorfahren begannen, uns Jetztmenschen ähnlich zu werden.

Was der aufrechte Gang mit unserem Mund zu tun hat

Was uns von den Menschenaffen und allen anderen Säugetieren unterscheidet, ist unser aufrechter Gang. Wie und weshalb unsere frühen Vorfahren im Laufe der letzten Jahrmillionen dazu übergingen, auf zwei Beinen zu gehen, darüber kann letztlich nur spekuliert werden. Man vermutet, dass der aufrechte Gang einer Reihe von Zufällen (insbesondere von klimatischen Veränderungen) zu verdanken ist und eine Anpassung an veränderte Lebensbedingungen war.

Unsere Vorfahren richteten sich wohl allmählich auf, um besser an die Früchte heranzukommen, die auf den Bäumen der afrikanischen Regenwälder wuchsen, wo die Homininen, die ersten Mitglieder des menschlichen Stammbaums, beheimatet waren. Vielleicht richteten sie sich auch auf, um mehr Früchte tragen und ihre Familienmitglieder besser versorgen zu können. Langfristig betrachtet war es auch kein Nachteil, die Hände für andere Tätigkeiten als die Fortbewegung frei zu haben.

Anderes Klima, andere Nahrung

Vor circa fünf Millionen Jahren, ungefähr zu der Zeit, als sich die Abstammungslinie der Schimpansen und der Menschen trennte, verwandelte eine Abkühlung des Klimas die Regenwälder Afrikas in weite Graslandschaften, lichte Wälder und weitläufige Savannen. Man kann davon ausgehen, dass die Homininen, als sie vom aufrechten Stehen bei der Ernte zum aufrechten Gang übergingen, für diesen Klimawandel gut gewappnet waren. Denn der Klimawandel bedeutete zugleich eine Veränderung des Nahrungsangebots. Bis dahin hatten sich die Homininen genauso wie andere Menschenaffen ausschließlich von Früchten ernährt. Doch um unter den sich verändernden Bedingungen an dieselbe lebensnotwendige Kalorienmenge zu gelangen, mussten die Homininen nun zum einen weitere Strecken zurücklegen und zum anderen auch auf andere Nahrungsmittel zugreifen, die weniger gehaltvoll und schwieriger zu kauen waren.

Der aufrechte Gang kam ihnen dabei insofern zugute, als er wesentlich weniger Energie verbraucht als etwa der Knöchelgang, wie wir ihn von Schimpansen oder Orang-Utans kennen. Laboruntersuchungen ergaben, dass Menschenaffen ungefähr vier Mal so viel Energie zur

Fortbewegung benötigen wie der Mensch auf seinen zwei Beinen.

Auch die Tatsache, dass sich der Australopithecus, einer der frühesten Vertreter der Gattung Homo, vor circa vier Millionen Jahren neben Früchten nun auch von Knollen, Pflanzenstengeln und Samen ernährte, dürfte maßgeblich dazu beigetragen haben, dass es uns Menschen heute überhaupt gibt. Eine Vertreterin dieser Art, die vor etwa 3,2 Millionen Jahren lebte, wurde übrigens berühmt unter dem Namen Lucy. Gefunden wurde sie in einem Sumpf in Äthiopien, der ihr Skelett zu einem guten Drittel konservierte.

Im Hinblick auf unseren Mund entscheidend sind jedoch die anatomischen Folgen, die der aufrechte Gang uns Jetztmenschen beschert hat. Das ist zum einen ein kräftiges Gebiss, bestehend aus spatelförmigen Schneidezähnen, mit denen sich vorzüglich in einen Apfel oder andere Früchte beißen lässt, und aus Backenzähnen mit relativ flachen Höckern, mit denen sich auch harte Knollen und zähe Stengel gut zerkauen lassen. Der aufrechte Gang hat zu einer Aufrichtung unserer Halswirbelsäule geführt, durch die wir enorm viel mehr Kraft in unserer Kaumuskulatur bekommen haben. Vergleichen Sie einmal selbst, wie es sich anfühlt, mit nach vorn geneigtem Kopf oder mit erhobenem Haupt zu kauen. Der Kräftezuwachs durch die Aufrichtung ist enorm.

So hat der aufrechte Gang unseren Vorfahren nicht nur einen größeren Radius für die Nahrungssuche beschert und sie damit zu ausgesprochenen Langläufern gemacht, sondern ihnen zugleich ein kräftiges Gebiss zuteilwerden lassen, mit dem sie – als Jäger und Sammler – auf ein reichhaltiges Nahrungsangebot zugreifen konnten. Das enthielt neben Früchten, Knollen und Stengeln auch zunehmend Fleisch von erlegten Tieren. Knochenfunde deuten darauf hin, dass die Homininen schon vor 2,6 Millionen Jahren

Tiere mit Steinwerkzeugen zerlegten und diese inklusive Innereien und Knochenmark verzehrten. Dadurch bereicherten sie ihren Speiseplan um hochenergetische Kost, die Fette, lebenswichtige Proteine sowie Salze, Zink und Eisen enthielt.

Vielfältige Nahrung, größeres Gehirn

Diese Nahrungsvielfalt wiederum führte zu markanten Veränderungen im Gehirn, das einen extrem hohen Energiebedarf hat. Da von unseren frühesten Vorfahren nur Schädelknochen, aber keine Weichteile des Gehirns erhalten sind, bezieht die Forschung ihre Annahmen über die evolutionäre Entwicklung des Gehirns zum einen aus dem Vergleich der äußeren Schädelform, die runder wurde und eine zunehmend größere Schläfen- und Stirnpartie aufwies. Zum anderen führte der Vergleich des menschlichen Gehirns mit demjenigen von Menschenaffen zu dem Ergebnis, dass beim Menschen – der äußeren Schädelform entsprechend – ganz bestimmte Hirnareale im Verhältnis größer sind als bei Menschenaffen.

Das betrifft vor allem die Hirnrinde, die schon bei unseren archaischen Vorfahren besonders groß war, wie man an fossilen Schädeln ablesen kann. Diese Region, auch Neocortex genannt, besteht aus mehreren Lappen, die für das bewusste Denken, das Planen, die Sprache und andere komplexe kognitive Tätigkeiten zuständig sind.

Auffallend ist, dass die sogenannten Schläfenlappen beim modernen Homo sapiens um circa 20 Prozent größer sind als bei archaischen Menschen. Diese Hirnregionen sind zuständig für den Umgang mit Erinnerungen, ganz gleich ob es sich dabei um Gesichter, Geräusche oder Gerüche handelt. Ein Teil dieser Schläfenlappen wiederum, der sogenannte Hippocampus, ist für die Speicherung von Informationen und für unser Lernvermögen zuständig. Deshalb, so die Folgerung des Evolutionsbiologen Daniel E. Lieberman, dürfen wir davon ausgehen, dass gerade die vergrößerten Schläfenlappen den modernen Menschen – durch ein besseres Sprach- und Erinnerungsvermögen – erst zu dem gemacht haben, was er heute ist.

Vom Ursprung unserer Sprechwerkzeuge

Damit sind wir bei einem Wesensmerkmal angelangt, das uns von allen anderen Lebewesen unterscheidet und das ebenfalls durch unseren Mund geht: unsere Sprache.

Mit der Veränderung der Schädelform veränderte sich im Lauf der Evolution auch die Anatomie des Stimmapparates, der es uns Menschen ermöglicht, nicht nur Laute auszustoßen – was ja auch viele Tiergattungen können –, sondern diese Laute ganz gezielt zu modulieren und differenziert hervorzubringen. Dies liegt zum einen daran, dass unser Gehirn in der Lage ist, alle am Sprechvorgang beteiligten Bereiche wie die Zunge, den Kiefer, den Kehlkopf, die Lippen und die Gesichtsmuskulatur präzise zu steuern. Zum anderen hat unsere im Vergleich zum Schimpansen charakteristisch zurückgezogene Gesichtsform unseren Stimmapparat mit besseren akustischen Eigenschaften ausgestattet.

Beim Menschen wie beim Schimpansen, so Daniel E. Lieberman, besteht der Stimmapparat aus zwei Röhren, einem hinter der Zunge liegenden senkrechten Abschnitt und einem über der Zunge liegenden waagrechten Abschnitt. Allerdings hat der Stimmapparat des Menschen wegen seines zurückgezogenen Gesichtes andere Proportionen. So ist die Mundhöhle des Menschen viel kürzer, und er hat deswegen auch eine kürzere, rund geformte Zunge, die den Kehlkopf an eine wesentlich tiefere Stelle im Hals drängt als bei allen anderen Tieren. Außerdem ist die menschliche Zunge durch ihre abgerundete Form um ein Vielfaches beweglicher und dadurch in der Lage, an den unterschiedlichsten Stellen im Mund die unterschiedlichsten Laute zu modulieren.

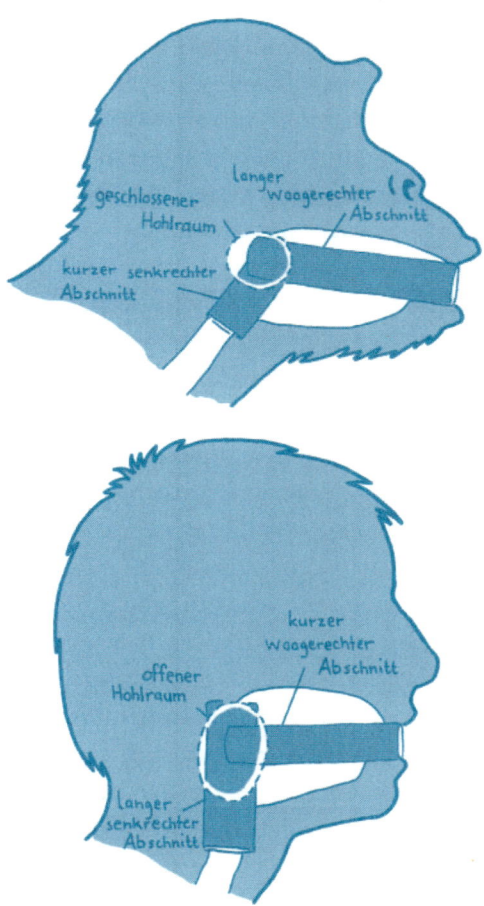

Abb. 1: Schimpanse & Jetztmensch: Der aufrechte Gang hat dem Menschen eine andere Gesichtsform und dem Stimmapparat dadurch bessere akustische Eigenschaften beschert.

Mit anderen Worten: Sprache entsteht durch das Modulieren von Geräuschen, die beim Ausatmen entstehen, und ist das Ergebnis eines biologischen Anpassungsprozesses, der es uns ermöglicht, Informationen weiterzugeben.

Wie könnte das Szenario ausgesehen haben, in dem der Mensch zu sprechen begann? Eine mögliche Situation, die den alltäglichen Kampf um die wichtigsten Nahrungsquellen bestimmte, war die Jagd. Viele Indizien deuten darauf hin, dass sich der Mensch keineswegs davor scheute, es mit Konkurrenten, d. h. mit Tieren aufzunehmen, die größer, stärker und schneller waren als er selbst. Dass man die physische Überlegenheit eines Gegners auch mit kräftesparenden Mitteln überwinden kann, kennen wir u. a. durch moderne Arten des Mannschaftssports. Dazu braucht man eine Gruppe, die kommuniziert, eine schlaue Strategie verfolgt und jede Menge List und Tücke an den Tag legt. Selbst Wolfsrudel oder Hyänen preschen nicht kopf- und planlos drauflos und bedienen sich durchaus der Körpersprache und ihrer Lautwerkzeuge, um ihr Ziel zu erreichen. Und so musste der Mensch irgendwann zu einer differenzierteren Art und Weise der Kommunikation übergehen, um gegenüber seinen Konkurrenten zu bestehen.

Einzelne Laute waren vielleicht gut genug, um im Hier und Jetzt auf etwas aufmerksam zu machen oder um Gefühle kundzutun. Um etwas zu planen, das in der Zukunft lag, um etwas zu melden, das sich nicht hier, sondern an einem anderen Ort befand oder sich dort in naher Zukunft einfinden würde, brauchte man mehr, und der Austausch von einfachen Lauten reichte nicht mehr aus, um eine Jagdgruppe zu koordinieren. Zur Umsetzung von wohlüberlegten Strategien, die sich nicht nur auf ein bestimmtes räumliches Areal bezogen, sondern auch auf eine zeitlich koordinierte Abfolge, die in die Zukunft hineinreichte, bedurfte es einer komplexen Form der Kommunikation. Man musste Befehle erteilen und verstehen, Meldungen austauschen und getroffene Entscheidungen durch das Zurufen von Worten (Symbolen) an die anderen weitergeben. Dazu brauchte man mehr als nur einzelne aneinandergereihte Bezeichnungen wie etwa »Gnu« oder »Schakal«. Gefragt waren nunmehr genauere Angaben durch Eigenschafts-, Tätigkeits- oder Verhältniswörter. So konnte die Mitteilung »Schakal Ham Gnu« (der Schakal frisst das Gnu) unter Umständen mehr als nur einen Jäger oder entsprechend bewaffnete Läufer auf den Plan rufen, und so musste man im Vorfeld dafür sorgen, dass die Wege in die Rückzugsgebiete, etwa zwischen Felsen oder in Höhlen, geschützt und verteidigt wurden. Es bedarf wohl keiner großen Phantasie, sich vorzustellen, wie schnell, entschlossen und gezielt eine Menschengruppe dabei handeln musste. Ohne die entsprechende oder eben »sprechende« Kooperation und Koordination untereinander wäre ein solches Unterfangen sicher zum Scheitern verurteilt gewesen. So wird es wohl auch in anderen Situationen, bei Kämpfen oder beim gemeinsamen Errichten von Behausungen sowie beim späteren Ackerbau gewesen sein: Das Wort, der Logos, folgte der Logistik auf den Fuß. Mit List, Logik und verteilten Rollen taten sich ungeahnte Möglichkeiten auf, die Welt zu erobern.

Doch letztlich reicht dieses prähistorische Szenario nicht aus, um die Komplexität der Sprache zu erklären und die Frage zu beantworten, warum ausgerechnet wir Menschen in der Lage sind, diese von Kindesbeinen an ganz nebenbei, ja geradezu spielerisch zu erlernen.

Unser Sprachinstinkt

Stellen Sie sich einmal vor, Sie sitzen mit Ihrem Partner beim Abendbrot und sagen: »Rate mal, wen ich heute in der Stadt getroffen habe.« Ihr Partner wird Sie daraufhin mit großen erstaunten Augen ansehen und – wenn Sie das Rätsel nicht gleich auflösen – in seinem Geist all Ihre gemeinsamen Bekannten durchgehen. In seiner Erinnerung werden Bilder der Menschen entstehen, die Sie beide schon länger nicht mehr getroffen haben. Denn Ihr Partner weiß schon allein aufgrund dieser wenigen Worte, dass Ihre heutige Begegnung in der Stadt keine alltägliche gewesen sein kann. Tatsächlich befähigt uns die Sprache, durch Worte im Geist unseres Gegenübers Bilder und Empfindungen hervorzurufen, und das auf eine sehr differenzierte und präzise Art und Weise. Das ist eine Fähigkeit, über die nur wir Menschen verfügen. Dennoch ist die Sprache nicht, wie man noch bis vor wenigen Jahrzehnten glaubte, eine rein kulturelle Erfindung der Menschheit, sondern vielmehr eine Art von Instinkt, den der Kognitionswissenschaftler Steven Pinker mit der Webkunst einer Spinne vergleicht. Auch das Spinnennetz, so Pinker, wurde ja nicht von einem einzelnen Genie erfunden, sondern ist ein Produkt des Spinnengehirns, das den Impuls und die Fähigkeiten umsetzt, die für die Herstellung des Netzes nötig sind. Und so wie die Spinne den unwiderstehlichen Drang zum Herstellen von Netzen besitzt, so hat der Mensch den unwiderstehlichen Drang zu sprechen.

Alle Menschen auf dieser Erde besitzen die Fähigkeit zum Sprechen, und wo auch immer auf der Welt Ethnologen auf bis dahin unbekannte Völker trafen, die isoliert von allen anderen Menschen leben: Eine Sprache besitzen alle Menschen, ganz gleich unter welchen Bedingungen und wo sie leben. Sprache ist daher, so Steven Pinker, keine kulturelle Leistung, die wir erlernen wie beispielsweise das Rechnen oder das Schreiben, sondern Teil unserer biologischen Grundausstattung. Sie entwickelt sich unbewusst und ohne formales Lernen bereits beim kleinen Kind. Und sie hat – als Grundfertigkeit – nichts mit der Fähigkeit zur Verarbeitung von Informationen oder mit der Intelligenz zu tun.

Einer der Ersten, der in den 1950er Jahren dem damals ketzerischen Gedanken nachging, dass die Sprache wohl doch keine kulturelle Erfindung der Menschheit sei, sondern möglicherweise auf der Entfaltung einer angeborenen Fähigkeit beruht, war der Sprachwissenschaftler Noam Chomsky, der auf die grundsätzliche Eigenschaft der Sprache hinwies, dass jeder gesprochene Satz aus einer ganz neuen, bisher nicht da gewesenen Wortkombination besteht. Von daher, so seine Schlussfolgerung, könne die Sprache kein Repertoire aus unterschiedlichen Reaktionsmöglichkeiten sein, die der Mensch im Sinne auswendig gelernter Phrasen einfach abspule. Vielmehr müsse das Gehirn über eine Art Programm verfügen, mit dem der Mensch aus einer begrenzten Anzahl von Wörtern eine unbegrenzte Anzahl von Sätzen zusammenbauen kann. Dieses Programm, also eine allen Sprachen zugrundeliegende »Universalgrammatik« zu entschlüsseln, ist allerdings bis heute nicht gelungen. Die Wahrheit über die Entstehung der Sprache wird vermutlich irgendwo dazwischen liegen: Begünstigt wurde sie einerseits durch die anatomische Entwicklung unserer Sprechwerkzeuge und durch die Entwicklung des Gehirns, das zunehmend in der Lage war, diese zu steuern. Genauso bedeutend dürfte andererseits die traditionelle Weitergabe von Wissen gewesen sein, die alle menschlichen Gemeinschaften kennzeichnet. Dazu gehört eben auch die (Mutter-)Sprache, die wir im Kleinkindalter auf ganz beiläufige Art und Weise mitbekommen.

Zusammenfassend spricht vieles dafür, dass sich der Mensch deshalb so weit entwickelt und durchgesetzt hat, weil er seine körperlichen und geistigen Fähigkeiten nicht nur gleichzeitig, sondern auch vielseitig, d. h. an unterschiedlichste Lebensverhältnisse, Umgebungen, Landschaften, Klimata und Herausforderungen anpassen und verbessern konnte. Irgendwann gingen unsere Vorfahren dazu über, aufrecht zu gehen, letztlich um ihre (Über-)-Lebenschancen durch mehr Reichweite und vielfältigere Nahrungsquellen zu erhöhen. Je mannigfaltiger und abwechslungsreicher ihre Speisekarte wurde, desto unabhängiger machten sie sich von regionalen Gegebenheiten. Je weniger spezialisiert sie wurden, desto flexibler konnten sie Dürreperioden, Eiszeiten, Plagen oder anderen Bedrohungen ausweichen oder sich an neue Bedingungen anpassen.

Nicht nur am Kauapparat, sondern am ganzen Körper ist zu erkennen, wie vielseitig und verschieden wir uns heute ernähren und bewegen können. Um bei der Suche

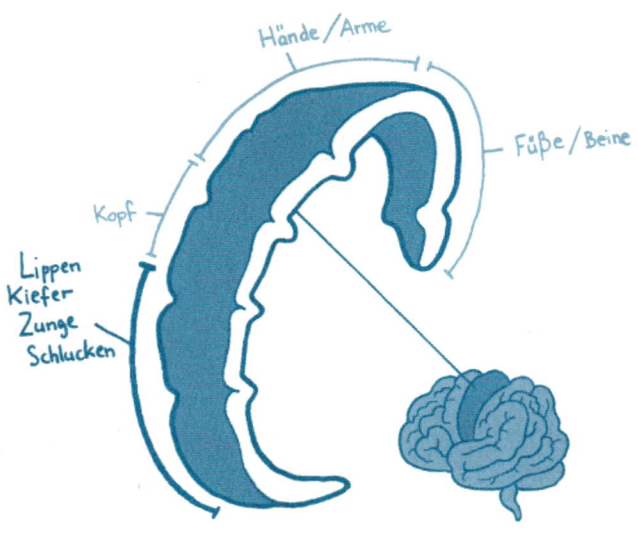

Abb. 2 Die schematische Darstellung des motorischen Teils der Großhirnrinde zeigt den relativ hohen Anteil des Gehirns an der Steuerung der Mundfunktionen.

nach neuen Nahrungsformen fündig zu werden, mussten unsere Vorfahren findig sein, ihren Grips anstrengen und mehr Gehirnmasse bilden. Dabei halfen ihnen wiederum die freien Hände, um Werkzeuge und Speerspitzen für die Jagd auf Tiere und deren Zerteilung herzustellen.

Die Veränderungen im Gebiss und im Gehirn gingen aber auch in anderer Richtung Hand in Hand: Je nahrhafter und gehaltvoller das Essen und Trinken wurde, etwa durch Fleisch, Knochenmark und tierische Fette, desto mehr Nährstoffe kamen den Gehirnzellen zugute. Das befähigte den Denkapparat zu besseren Leistungen, die wiederum den Kauapparat mit neuen Leckereien beglückten.

Ausreichende, vielfältige und bessere Nahrung wurde damit zum entscheidenden Antrieb der menschlichen Evolution. So konnten sich all diejenigen Fähigkeiten weiterentwickeln und gegenseitig fördern, die den Menschen auszeichnen: sein handwerkliches Geschick, sein Denk- und sein Sprachvermögen.

IM MUTTERLEIB – WIE UNSER MUND ENTSTEHT

Aus dem genetischen Gedächtnis unserer stammesgeschichtlichen Entwicklung wird auch unsere individuelle Entwicklung von der Samen- und Eizelle bis zu unserer Geburt (Ontogenese) gespeist. Im Mutterleib werden die wichtigsten evolutionären Schritte quasi im Zeitraffertempo noch einmal wiederholt. Hier begegnen wir auch den beiden Prinzipien, die den schrittweisen Werdegang unseres Lebens charakterisieren: die Vorbereitung und die Wiederholung.

Die ersten Wochen

Schon recht früh, etwa drei Wochen nach der Befruchtung, fängt das primitive und bis dahin noch still wirkende Herz des Embryos an zu schlagen, und die einfache Vorform einer pulsierenden Blutströmung wandelt sich zu einem etwas weiter entwickelten Kreislaufsystem mit einem einfachen Pumpmechanismus. Dass die Herz-Kreislauf-Aktivitäten schon so früh einsetzen, ist durchaus sinnvoll. Denn die Reifung des späteren Kopf- und Brustbereichs erfordert einen großen Umsatz von Nahrung und Sauerstoff. In dieser frühen Phase, in der man am Embryo noch keine menschlichen Züge erkennt, imponiert oberhalb des Herzens eine weitere große Wölbung: die Stirnpartie mit der Gehirnanlage. Die Krümmung des Embryos entsteht in dieser Phase durch das ungleich stärkere hintere Wachstum der Rückenmarks- und Gehirnanlagen gegenüber der Gesichtsregion. In diesem Frühstadium, in dem die Kopfentwicklung dominiert, bestehen vorübergehend Ähnlichkeiten mit einem Fischembryo, gefolgt von Ähnlichkeiten mit Reptilien- bzw. Vogelembryonen.

Das wahre Gesicht des Menschen aber gibt sich erst etwas später zu erkennen. Verdeckt zwischen Gehirn und Herz, eingestülpt und noch gut verpackt, warten bereits die sogenannten Kiemenbögen (heute Viszeralbögen genannt), bis sie an der Reihe sind. Tatsächlich lässt ihr Auftritt nicht lange auf sich warten. Er geht einher mit der Aufrichtung der Kopfpartie und der Aussprossung des Untergesichtes. Aus den Ansätzen der Halswirbelsäule mit ihren unförmigen Falten und Wülsten, die eher an grimmige Gesichter seltener Tiefseefische erinnern, gehen u. a. Nase, Oberkiefer, Unterkiefer und Zungenbein hervor. Auch die Anlagen für Zunge und Zähne sind bereits entwickelt. In diesem Stadium, ungefähr fünfzig Tage nach der Befruchtung, kommt allmählich das menschliche Antlitz zum Vorschein. Das liegt vor allem daran, dass die Nasenlöcher oberhalb der Mundöffnung deutlich hervortreten, obwohl die Abgrenzungen der Mundpartie nach vorne und zur Nasenhöhle nach oben noch fehlen und die Augen weit auseinanderliegen. Während die Augen von der Schläfenregion immer mehr zur Mitte wandern, verschmelzen, aus dem Stirnfortsatz kommend, die Nasenwülste miteinander sowie mit dem Oberkieferfortsatz. Dabei bildet sich ein eigener Nasenraum in Abgrenzung zur Mundhöhle. Diese wiederum schließt sich nach oben gegenüber der Nasenhöhle mit der Entstehung des harten und weichen Gaumengewölbes. Und damit kann das Eigenleben des Mundes beginnen.

Die Zunge, unser erstes Sinnesorgan

Zu den wichtigsten Fähigkeiten, die lebende Organismen von der Natur erhalten, gehört die Wahrnehmung. Nicht nur wir Menschen, alle Tiere überleben mit Hilfe von geschärften, gut ausgebildeten Sinnen. Und das Organ, mit dem der Embryo seine Umgebung, das Fruchtwasser, am intensivsten wahrnimmt, ist der Mund und ganz speziell die Zunge. Sie ist, wie alle inneren Organe, nach siebenundfünfzig Tagen vollständig entwickelt und damit unser erstes voll ausgebildetes Sinnesorgan. Auf ihr liegen die ersten Sinneszellen, die Druck, Kälte und Wärme registrieren können. Von dort breitet sich die Ausbildung des Tastsinns über den ganzen Körper aus. Aber am weitesten entwickelt und daher am empfindsamsten bleibt die Zunge unser Leben lang. Wir vergessen die Bedeutung der Zunge gern, weil wir ihre Fähigkeit als selbstverständlich hinnehmen. Aber vergleichen Sie nur einmal die einfache

Berührung einer Nadelspitze auf der Haut und auf der Zunge!

Doch das ist nicht die einzige Besonderheit der Zunge. Während viele unserer Organe entweder auf das eine oder das andere spezialisiert sind, ist unser empfindlichstes Wahrnehmungsorgan, bewegt von einem starken Muskel, zugleich ein wichtiges Werkzeug, das uns beim Kauen und Schlucken hilft. Mit anderen Worten: Wir schmecken und verarbeiten die Nahrung mit ein und demselben Organ.

Diese Nichttrennung von unterschiedlichen Funktionen hat die Zunge mit sogenannten niederen Organismen wie etwa dem Regenwurm gemein, der auch keine Trennung von Wahrnehmung und Bewegung kennt. Abgesehen davon suchen alle Organismen, ob Regenwurm oder Professor, immer nach einem Ausgleich zwischen äußerer Umgebung und inneren Bedürfnissen. Und jeder Organismus hat spezielle Sensoren für das, was für seine Bedürfnisse wichtig ist, und nimmt die Umwelt dementsprechend wahr. Der eine riecht im dunklen Erdreich ein leckeres Blättchen, der andere sieht ein Hähnchenfilet, serviert von einer hübschen jungen Frau, die sich mit Kellnern ihr Studium finanziert. Der Unterschied liegt in der Komplexität der Reaktion. Der Regenwurm schnappt einfach zu: Wahrnehmung und Bewegung sind eine Einheit. Der Professor lächelt vielleicht erst einmal oder beginnt ein interessantes Gespräch über das Studienfach der jungen Frau, die ihm sein Essen serviert hat. Lediglich die Tatsache, dass er heimlich mit der Zunge schnalzt, erinnert noch daran, dass er irgendwie doch mit viel weniger komplexen Wesen dieser Erde verwandt ist …

Erste Schluckübungen

Der Austausch von äußerer Umgebung und inneren Bedürfnissen beginnt ganz früh im Mutterleib. Schon in der siebten Schwangerschaftswoche lässt sich feststellen, dass der Embryo auf geringe Reize um die Mundregion mit dem ganzen Körper reagiert. Zunächst allerdings höchstens mit Abwehr- und Verteidigungsreflexen. Der Mund ist zu diesem Zeitpunkt zwar schon sehr empfindlich, und mit immer mehr ausgebildeten Geschmackspartikeln beginnt der Fötus, das Fruchtwasser zu kosten und ab der vierzehnten Schwangerschaftswoche auch regelmäßig zu trinken. Die überlebensnotwendige Fähigkeit des Schluckens muss unbedingt trainiert werden, damit das Kind nach der Geburt in der Lage ist zu trinken.

Doch kehren wir noch einmal zur Zunge zurück. Die Zunge ist ein einzigartiger Muskel, der mit nur einer Befestigung am Unterrand des Unterkiefers ansetzt. Hinsichtlich ihres Bewegungstalents, ihrer Schnelligkeit und ihrer Feinmotorik ist sie ein wahrer Akrobat. Diese Beweglichkeit und Geschicklichkeit wäre natürlich undenkbar, wenn sie nicht gleichzeitig so viel wahrnehmen könnte. Für diese Aufgaben ist sie mit zahlreichen Fühlerorganen und Nerven ausgestattet. Diese befähigen sie nicht nur zur Wahrnehmung von warm und kalt, sondern auch von Formen und Konsistenzen wie hart und weich. Sie kann auch so wunderbar schmecken und fühlen, dass wir mit ihr nicht nur beim Essen und Trinken, sondern auch beim Küssen die schönsten Genüsse erleben.

Die Vorbereitungen und Weichenstellungen für diese hohe Sensibilität erfolgen bereits in den ersten Wochen und Monaten der Schwangerschaft. Mit der Ausgestaltung und dem Einwachsen der Hirnnerven entwickelt die Zunge zunächst Empfindungsformen für vier Geschmacksrichtungen. Für jede ist ein bestimmter Bereich der Zunge vorgesehen. Demzufolge nehmen die Geschmacksknospen des Nervus trigeminus den Reiz des Süßen an der Zungenspitze und bis zu einem Drittel an ihren Rändern auf. Doch erst wenn die Botschaft im Stammhirn angekommen ist, wird uns bewusst, »wie süß« etwas ist. Den salzigen Geschmack wiederum vermittelt der Nervus glossopharyngeus, das Bittere der Nervus vagus und das Saure der Gesichtsnerv, der Nervus facialis. Kein Wunder also, dass wir beim Biss in die saure Zitrone das Gesicht verziehen.

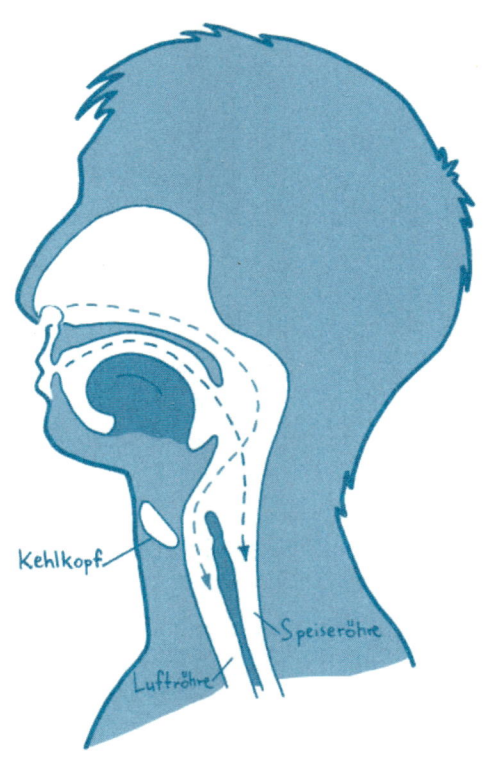

Abb. 3 Längsschnitt des Oronasalraums mit (a) Verdauungsweg/Speiseröhre und (b) Atemweg/Luftröhre.

(Auf die fünfte Geschmacksrichtung umami gehen wir an späterer Stelle noch ein.)

Doch sorgt die Zunge nicht nur für das Schmecken und hilft uns beim Schlucken, sondern sorgt dank ihrer Beweglichkeit auch dafür, dass Nahrung, die gekaut werden muss, zwischen unsere Zähne kommt. Und sie hält unsere Atem- und Verdauungswege säuberlich auseinander und verhindert damit, dass wir Falsches einatmen oder verschlucken.

Um all diese Aufgaben zu meistern, braucht die Zunge – wie all unsere anderen Muskeln auch – eine bestimmte Zeit der Vorbereitung, um Erfahrungen zu sammeln. Und wie bei jedem Training besteht der Lernprozess aus sturem Wiederholen. Wie könnte sonst ein Neugeborenes, kaum dass es dem mütterlichen Schoß entschlüpft ist, sogleich mit dem Saugen beginnen? Vorformen dieses Könnens gibt der kleine Embryo ja schon in der siebten Schwangerschaftswoche zu erkennen. Er öffnet den Mund und schluckt das Fruchtwasser, in dem er schwimmt. Am Ende der Schwangerschaft ist er schon ein routinierter Wassertrinker. Sogar eine Vorform von Atembewegungen ist aus dieser Zeit bekannt. Denn auch das Atmen will gelernt sein.

Der Mund als Fitnesstrainer für Hals und Nacken

Wenn das Baby später, etwa auf dem Bauch liegend, sein Köpfchen anheben will, müssen ganz besonders die oberen Hals- und Nackenmuskeln gut in Form und Funktion sein. Auch an diesem Training ist die Zunge beteiligt.

Schon in der vierten Schwangerschaftswoche wandern Vorläufer der Rumpf- und Nackenmuskeln aus dem obersten Bereich der Halswirbelsäule nach vorn in den ersten Kiemenbogen, den Ursprungsort des Zungenkörpers. Diese anfangs noch kurze Verbindung zwischen den Nackenmuskeln und dem Zungenkörper verlängert sich zwar im Zuge der Gesamtentwicklung, verliert sich aber nicht. Ihre enge Beziehung macht sich dadurch bemerkbar, dass die Zungenbewegungen beim Saugen und Schlucken durch Bewegungen der Hals-, Nacken- und Schultermuskeln begleitet bzw. unterstützt werden. Mit anderen Worten: Mit der beginnenden Zungenaktivität im Mutterleib werden auch die Hals- und Nackenmuskeln auf Trab gebracht.

Und nach der Geburt verstärkt sich dieses Training erheblich. Das Saugen an der Mutterbrust empfiehlt sich also nicht nur wegen der unvergleichlichen Nahrungsqualität der Muttermilch, sondern auch deshalb, weil es die gesamte Kiefer-, Gesichts-, Kopf-, Hals- und Nackenmuskulatur stärkt. Tatsächlich haben Kinder, die auf natürliche Weise und nicht mit Flaschennahrung gefüttert werden, bessere Aussichten auf eine gute Aufrichtung und Haltung.

Zu den Frühbeziehungen der Zunge zu anderen Bereichen gehört auch die Anbindung an das Zungenbein. Dieser gebogene zarte Knochen, der über dem Schilddrüsenknorpel, dem sogenannten Adamsapfel, in der Mitte des vorderen Halses liegt, gehört zu den aktivsten Teilen der Zunge. Wir brauchen ihn ständig beim Schlucken und Sprechen. Das Zungenbein bildet sich in der achten Schwangerschaftswoche am unteren Ende des Zungenmuskels heraus, um allmählich nach unten Richtung Hals zu wandern. Dazwischen bilden sich Muskelbündel, die später noch durch weitere Muskelzüge in verschiedene Richtungen ergänzt und gegliedert werden. Durch diese Aufhängung unterstützt und steuert das Zungenbein nicht nur den Schluckvorgang, indem es sich dabei auf und ab bewegt. Mit Hilfe zweier oberer Muskeln hält es sich selbst in der Schwebe. Ein anderer sehr langer, schlanker

Muskel wiederum erstreckt sich vom unteren Rand des Zungenbeins nach hinten unten bis zum Schulterblatt. Verschiedene Hirnnerven steuern das Zusammenspiel, wann sich welcher Muskel wie und wo zu spannen oder zu lockern hat. Schlucken ist also keineswegs nur Zungenarbeit. Um einen Schluck Milch oder einen Happen feste Nahrung ordnungsgemäß in die Speiseröhre und nicht in die Luftröhre zu befördern, brauchen wir zusätzlich funktionsfähige Lippen, Kaumuskeln und jede Menge Muskeln der Mimik. Darüber hinaus sind circa dreißig Muskeln des Schlundes, des Halses, Nackens und des Schultergürtels mit von der Partie.

Wenn die Zusammenarbeit dieser und anderer Funktionspartner nicht mehr intakt ist, können Schmerzen oder diverse andere Beschwerden in all den genannten Bereichen auftreten. Da sie oft auf Funktionsstörungen des Mundes beruhen, können und müssen sie oft auch über den Mund behandelt werden. Dazu gehören Probleme oder schädliche Gewohnheiten wie Mundatmung, falsches Schlucken, Zungen- und Zähnepressen, Zähneknirschen, Kieferfehlbildungen und Zahnfehlstellungen, um nur einige zu nennen. Den meisten Menschen ist nicht bewusst, dass ihre Kopf- und Rückenschmerzen oder Hörprobleme vom Mund ausgehen können. Meistens wissen sie auch nicht, wie weit verzweigt die Auswirkungen der Mundregion auf alle (wirklich alle!) Körperbereiche sein können.

Weil Körperbewegungen nicht einfach an einer Knochenwand oder einem Gelenk haltmachen, bilden sich Kraftlinien, sogenannte Muskelketten, die sich je nach Haltung von Kopf bis Fuß erstrecken. Wer also über Nacht dauerhaft, vielleicht wegen eines schlechten Traums, seine Zunge gegen die Frontzähne presst, wird am nächsten Morgen womöglich mit Ohren- oder Rückenschmerzen aufwachen.

Wer gut schluckt, der hört auch besser

Eine andere wichtige Verbindung wird bereits während der frühen Entwicklung des Embryos zwischen der Mundhöhle und den Hohlräumen des Hörorgans angelegt. Die drei Gehörknöchelchen Hammer, Amboss und Steigbügel kommen ursprünglich aus den ersten beiden Kiemenbögen, die auch die Kieferknochen hervorbringen. Aus den Schlundtaschen, den Furchen dazwischen, bilden sich ungefähr in der siebten Schwangerschaftswoche der Trompetengang, die sogenannte Tuba, und der äußere Gehörgang. Über diese feine Röhre, die den Rachenraum mit der Paukenhöhle verbindet und leicht verstopfen kann, muss das Innenohr von Zeit zu Zeit belüftet werden. Das regelt die Natur auf raffinierte Weise: Sie kombiniert diesen Druckausgleich mit dem Schluckvorgang, der bei einem erwachsenen Menschen circa einhundert Mal pro Stunde stattfindet. Hierbei öffnet und schließt sich der Trompetengang durch eine Art Druckventil. Wer dabei ein knisterndes oder knackendes Ohrgeräusch hört, kann sich freuen: gut geschluckt, Trommelfell entspannt, wir hören wieder besser. Manch einer muss den Ausgleich durch Pusten und Drücken bei zugehaltener Nase schaffen. Auch absichtliches Gähnen reicht manchmal schon aus, um etwa im Flugzeug den Ohrendruck im Inneren und den äußeren Luftdruck unserer Atmosphäre auszugleichen. Babys oder Kleinkinder, die beim Starten oder beim Landeanflug gewöhnlich schreien, können an einem solchen, manchmal durchaus schmerzhaften Ohrendruck leiden. Da kann schon ein Schnuller helfen. Der ausgelöste Saug-schluck-Reflex führt dann zu der beruhigenden Öffnung des Trompetenganges.

Erste Grimassen

Eindeutige Abwehr- und Verteidigungsreaktionen, so haben wir gesehen, kann man bei Embryos bereits in der siebten Schwangerschaftswoche feststellen. Da reichen schon geringe Reize um die Mundregion, und schon zeigt das kleine Wesen abwehrende Bewegungen des ganzen Körpers. Später kommen gezieltere Bewegungen hinzu: Stirnrunzeln und Grimassen – bereits im Mutterleib wird also die Gesichtsmimik trainiert. Schließlich ist die Mimik neben dem Schreien die einzige Form der Kommunikation, die Neugeborene zur Verfügung haben. Sie ist also lebenswichtig.

Die Zähne entstehen

In der sechsten bis achten Schwangerschaftswoche zeigen sich erste Verdickungen in den Kieferknochen. Sie stellen den Beginn der Zahnentwicklung dar. Auch die Speicheldrüsen, die sich in den Backentaschen, unter der Zunge und am Gaumen einfinden, fangen an zu wachsen. Durch den Speichelfluss, der beim erwachsenen Menschen 0,6 bis 1,5 Liter pro Tag erreichen kann, wird das Getrunkene und Gegessene erst zum Genuss. Um richtig zu schmecken, brauchen wir ihn als Lösungsmittel für die Geschmacksknospen. Auch für die Abwehr von Bakterien und Viren, für die Verarbeitung und (Vor-)Verdauung beim Kauen können wir auf ihn nicht verzichten.

Vom Embryo zum Daumenlutscher

Ab der zehnten Woche nach der Befruchtung ist der werdende Mensch, nun ein Fötus, organisch weitgehend komplett, aber noch winzig, funktionell unreif und unbeholfen. Parallel zur überproportional großen Gehirn- und Kopfentwicklung nehmen auch die Körperbewegungen zu. Dafür wird auch genügend Raum bereitgestellt, weil der Fötus in einer Fruchtblase schwimmt, die ihrerseits an Größe zunimmt. Und gerade im Mund tut sich Entscheidendes: Sobald der Daumen die Lippen berührt, dreht sich der Kopf ihm entgegen, und der Mund betätigt sich mit saugenden Bewegungen. Auch die Sinne sind zu dieser Zeit schon weit entwickelt. Dazu gehören die Orientierung über das Tasten und Hören, die Wahrnehmung von Hell und Dunkel und vermutlich auch das Schmecken und Riechen. Zumindest ist erwiesen, dass das Baby bereits kurz nach der Geburt zwischen süß, salzig und bitter unterscheiden kann.

Die Saugaktivitäten des ungeborenen Kindes dienen – wie auch viele andere Bewegungen – nicht nur dem Aufbau und der Kräftigung der Muskeln. Auch die Schädel-, Kiefer- und Skelettknochen, die sich aus der Vorform des Knorpelgewebes heraus entwickeln, brauchen diesen Ansporn als Wachstumsreiz. Den Hartsubstanzen der Knochen und der später auftauchenden Zähne obliegt die Aufgabe des Haltens und Stützens zur Überwindung der Schwerkraft und anderer Widerstände. Arme und Beine können also nicht unruhig genug sein, um sich für das Leben draußen zu wappnen.

Dreck macht Speck

Noch während des Geburtsvorgangs geschieht etwas, was erst in jüngster Zeit richtig erforscht wurde: Sofern wir auf natürlichem Wege zur Welt kommen, findet – buchstäblich in letzter Sekunde – noch eine Art Mund-zu-Mund-Besiedelung statt. Mit anderen Worten: Auf dem Weg durch den Muttermund nach draußen bekommt das Kleine noch schnell eine Portion Kleinstlebewesen in den Mund. Durch die unmittelbare Nähe zwischen der analen und vaginalen Körperöffnung hat sich in der Scheide eine Bakterienkolonie angesiedelt, die für die orale und gastrointestinale (Magen-Darm) Verdauung des Babys geradezu willkommen erscheint. Unter den vielen Arten und Millionen von Winzlingswesen finden sich dort nämlich ausgesprochen wehrhafte und hilfsbereite Bewohner. Insbesondere die sogenannten Laktobazillen, Bakterien, die durch Gärung Milchsäure erzeugen, halten uns ein Leben lang andere Bakterien vom Leib, die uns gefährlich werden könnten. Für unser Immunsystem kommt dies einer natürlichen Schluckimpfung gleich. Damit die neue Kost, die nahrhafte Muttermilch, vollständig und problemlos verwertet werden kann, beteiligen sich diese Mikroorganismen auch an der Verdauung.

Auf diese Weise ist eine Symbiose entstanden, die das gedeihliche Zusammenleben zwischen Mikrobe und Mensch schon seit Urzeiten bestimmt. Allerdings stellt die neuere Forschung fest, dass die ursprünglich vielfältige Zusammensetzung des menschlichen Bestandes an Mikroorganismen in jüngster Zeit empfindlich gestört wird. Eine Ursache dafür ist der zunehmend praktizierte Kaiserschnitt, durch den die oben erwähnte natürliche Schluckimpfung des Fötus mit zahlreichen Bakterien zwangsläufig entfällt. Eine weitere Ursache für das besorgniserregende Verschwinden der Bakterienvielfalt ist der zunehmende Einsatz von Antibiotika, die – wie die Vorsilbe schon besagt – Bakterien bekämpfen. Antibiotika sind Stoffwechselprodukte von Pilzen und Bakterien, die andere Mikroorganismen hemmen oder abtöten. Den zum Teil vollsynthetisch hergestellten Antibiotika fallen nicht nur die krankmachenden, sondern auch die nützlichen und notwendigen Bakterien zum Opfer. Besonders gefährlich ist in diesem Zusammenhang die Zunahme von multiresistenten Bakterienstämmen, gegen die letztlich kein Kraut mehr gewachsen ist. Auch zu viel Hygiene reduziert die Vielfalt des menschlichen Bestandes an gesunden Mikroorganismen, was unsere Großmütter wohl schon geahnt haben, wenn sie uns das zu Boden gefallene Butterbrot wieder in die Hand drückten mit dem lapidaren Spruch: »Dreck macht Speck.«

Warum das Stillen so bedeutend ist

Ist Ihnen schon einmal aufgefallen, dass Neugeborene als Säuglinge und nicht etwa als Stramplinge bezeichnet werden? Das kommt nicht von ungefähr. Denn Saugen ist unsere Natur; es ist eine instinktive und angeborene Fähigkeit, auf die wir das ganze Leben lang angewiesen sind. Beim Saugen wird im Mund ein Unterdruck aufgebaut, der nötig ist, um zu schlucken. Wer eine Saugschwäche entwickelt, bekommt möglicherweise auch Probleme mit dem Schlucken. Das bedeutet im Umkehrschluss: Wer Schluckprobleme hat, kann diese durch einfache Saugübungen beheben, wie wir am folgenden Fallbeispiel sehen können.

Vielleicht gehören Sie ja selbst zu den Betroffenen, oder Sie kennen jemanden, der beim Schlucken von Tabletten mit einem Würgereiz zu kämpfen hat. Ursache für dieses unangenehme Symptom ist in den meisten Fällen ein nicht abgelegter frühkindlicher Abwehrreflex, der das Baby eigentlich davor schützt, dass es sich an etwas Festem und zu Großem verschluckt und daran erstickt. Die Zunge agiert hier zugleich als Sensor und Türsteher, indem sie den Reflex auslöst und ausführt, den Fremdkörper so schnell wie möglich rauszuwerfen. Was die wenigsten wissen: Diesen Reflex kann man sich auch später im Leben noch einfach »wegschnullern«. Ja, richtig gelesen! Dazu braucht man tatsächlich nur einen Schnuller im Mund, wie man das von Babys und Kleinkindern kennt. Denn Schnullern ist funktional gesehen nichts anderes als Saugen – mit dem schönen Effekt, dass es schon nach wenigen Momenten unseren Körper und Geist wie damals im Säuglingsalter entspannt und uns die Angst vor dem Würgereiz nimmt. Ein weiterer Effekt ist, dass wir die Fähigkeit verbessern, einen Unterdruck im Mund aufzubauen, mit dessen Hilfe wir schlucken. Die Kombination von beidem mildert innerhalb von Tagen Würgereiz und Schluckstörung. Ohne eine entsprechende Übungsanleitung ist das aber nicht zu erreichen.

EIN SCHNULLER FÜR DIE PROFESSORIN

In meine Praxis kam einmal eine Patientin, die massive Schluckstörungen hatte. Schon an der Art, wie sie eintrat und sich setzte, fiel mir ihre strenge Erscheinung auf. Nach einer ausführlichen Anamnese sprachen wir auch über ihre anderen Beschwerden. Sie bekam immer häufiger Kieferverkrampfungen, die dazu führten, dass sie den Mund kaum oder gar nicht mehr öffnen konnte. Auch ihre Nacken- und Schultermuskeln waren verhärtet, und sie litt unter Kopfschmerzen und einer ständigen Müdigkeit. Ich schlug ihr vor, einen von Frau Padovan entwickelten Saugtrainer zu benutzen, der grob einem Schnuller ähnelt. »Sie sind ja wohl nicht ganz bei Trost!«, rief sie entrüstet aus. Und da ich darauf nicht sogleich mit einer klärenden Antwort reagierte, setzte sie nach: »Ich bin Professorin an einer großen Universität. Meinen Sie, man nimmt mich dort noch ernst, wenn mich jemand zufällig mit einem Schnuller im Mund erwischt?« Sie hatte offenbar auch Sorgen um ihr Ansehen. Sie hatte sich ihren Status vermutlich hart erarbeitet und schien verkrampft daran festzuhalten. Vielleicht hatte sie in ihrem bisherigen Leben zu viel »schlucken« müssen und konnte es nun im wahrsten Sinne des Wortes nicht mehr. Sie lehnte es derart vehement ab, den von mir angebotenen Schnuller überhaupt in den Mund zu nehmen, geschweige denn daran zu üben. Dabei fiel mir auf, dass ihr ganzer Körper eine verkrampfte Haltung annahm. Also beschloss ich, einen anderen Weg zu gehen, und begann, mit ihr über ihr Leben und ihren allgemeinen Zustand zu reden. Dabei erzählte sie mir von ihren ehrgeizigen beruflichen Zielen. »Ich muss mich eben immer durchbeißen!«, meinte sie, und das spürte sie auch selbst. Sie verspannte ihre Kaumuskeln mit einer solchen Härte, dass sie ihren Mund kaum noch öffnen konnte. Ihr Problem betraf also nicht nur die Schluckstörung, sondern eine damit verbundene regelrechte Kieferklemme. Und dennoch war sie nicht dazu zu motivieren, die Bewegungen durchzuführen, die sie so dringend brauchte: nämlich öffnende Mundbewegungen, die man am effektivsten mit einem Spezialschnuller, einem sogenannten Saugtrainer, wieder hinbekommt. Wie durch eine Hintertür öffnet das richtige Saugen, durch das man seinen Unterkiefer nach unten bewegt, den Weg aus der Kieferklemme. Denn mit dem Saugen führen wir eine Bewegung aus, die zwar mit geschlossenen Lippen, zugleich aber mit einer öffnenden Kieferbewegung einhergeht.

Erst ein paar Wochen später, als sie mit einer akuten Kieferverkrampfung wiederkam, war ihr Leidensdruck groß genug, dass sie bereit war, den Saugtrainer zu benutzen. Diesmal redeten wir gar nicht viel, sondern ich sah sie mir einfach nur an, tastete ihren Kiefermuskel ab und reichte ihr wortlos den

Saugtrainer. Schon nach wenigen Minuten geschah Erstaunliches. Sie entspannte ihren gesamten Mund- und Kieferbereich und schaffte es, den Mund so weit zu öffnen, wie ihr dies schon seit Wochen nicht mehr gelungen war. Sie saß da und war ganz in das Saugen und Mundöffnen vertieft. Dabei entspannte sich auch ihre gesamte Mimik immer mehr wie bei einem müden Kleinkind. Und dann schlief sie auf einmal ein.

Zwei Jahre später trafen wir uns zufällig am Hamburger Hauptbahnhof wieder. Etwas abseits vom Getümmel flüsterte sie mir zu, dass der Stress ihr immer noch manchmal arg zu schaffen mache. »Landen Sie dann wieder in der Kieferklemme?«, fragte ich neugierig. »Nein, nein«, erwiderte sie. »Bevor ich mich richtig festbeiße, ziehe ich mich zurück und benutze den Sauger – heimlich! Das entspannt mich für den Moment ungemein. Und danach habe ich wieder viel mehr Biss.«

Erstaunlich an dieser Fallgeschichte finde ich auch, dass hier der Zusammenhang zwischen Körper und Geist offenbar wird. Wir sollten die Zeichen, die uns der Körper sendet, nicht missachten. Denn sie sind der Spiegel unseres seelischen Zustands. Wenn wir diese Zeichen richtig deuten, tun wir nachhaltig etwas für unsere Gesundheit und für unsere Seele.

Vom Segen der ersten Muttermilch

Kaum haben wir das Licht der Welt erblickt, dreht sich alles um unseren Mund. Fruchtwasser und andere Verunreinigungen müssen fern- und unsere Atemwege für den ersten Lungenzug freigehalten werden. Sobald wir den Mutterleib verlassen, wird die Nabelschnur gekappt, und wir werden an die Mutterbrust gelegt, um zu trinken. Was wir im Mutterleib schon geübt haben, kann nun zum Zuge kommen.

Wir würden nicht überleben, wenn unsere Saugkraft zu schwach wäre und wir keine Hilfsmittel zur Verfügung hätten, um diese zu stärken. Nicht nur die Geburt selbst, sondern auch die Abnabelung bzw. »Umnabelung« vom Bauch zu Mund und Nase prägen unser Körperempfinden und Gefühlsleben nachhaltig. Der Mund wird von nun an *der* Raum des Lebens und Erlebens. Mit der Saugaktivität wird die erste zielgerichtete Bewegungsfunktion überhaupt ausgeübt. Und mit dem Saugen verbinden wir ein Leben lang die schönsten Empfindungen und Gemütsregungen. Sie reichen bis in die Wiege der Menschheit und tief in die eigene Kindheit zurück. Saugen macht selig. Saugen befriedigt. Das Saugen haben wir schon lange vor dem Stillen gelernt. Und das Stillen bedeutet, dass für unser körperliches und seelisches Wohl gleichermaßen gesorgt wird. Stillen ist Nahrung für Körper, Seele und Geist. In aller Stille sorgt es für die Geborgenheit schlechthin.

In dieser Phase unseres Lebens machen wir eine grundlegende Erfahrung, die unser körperliches und seelisches Empfinden, unser Verhältnis zu anderen und zu uns selbst für das ganze Leben prägt. Stillen stärkt und bestätigt die Verständigung zwischen Mutter und Kind, diese erste und engste zwischenmenschliche Beziehung. In ihr ruht der Keim für das, was Selbstbestätigung und Selbstwertgefühl voraussetzen. So wächst in uns das nötige Urvertrauen, das wir brauchen, um wirklich erwachsen und selbständig zu werden.

Was das Stillen außerdem so unvergleichlich macht, ist die Tatsache, dass das Neugeborene gleich nach der Geburt in den Genuss der Vormilch gelangt. Diese ersten Tropfen, auch Kolostrum genannt, leiten durch ihre wertvollen Inhaltsstoffe die Betriebsbereitschaft unseres Verdauungssystems ein. Damit uns die erste Vollmilch nicht gleich auf den Magen schlägt, enthält das Kolostrum eine vorbereitende und verträgliche Mixtur aus Nährstoffen, die sich deutlich von der Zusammensetzung der reifen Muttermilch unterscheidet. Das Wertvolle am Kolostrum, das am vierten bis sechsten Tag nach der Geburt wieder versiegt, sind die sogenannten Immunglobuline. Diese hochwertigen Eiweiße, deren Anteil fünf Mal höher liegt als in der folgenden Muttermilch, liefern uns unmittelbar nach der Geburt eine schlagkräftige Abwehr gegen Krankheitserreger. Da die Mutter immer wieder mit gefährlichen Keimen in Berührung kommt, hält sie die entsprechenden Abwehrstoffe in ihrer Milch bereit. Die spätere Muttermilch oder auch künstliche Flaschennahrung kann besser verdaut werden, wenn die Vormilch den Anfang macht. Sie enthält nämlich höhere Portionen an Wasser, Vitaminen und Mineralien, dafür aber weniger Fett als die reife Milch. Außerdem verbindet sie sich mit den Darmschleimhäuten zu einer Schutzschicht, die feindliche Eiweiße und Eindringlinge unschädlich macht. Die bakteriellen Verdauungshelfer, die wir bereits auf dem Weg durch den Geburtskanal mitbekommen haben, erhalten so über die Muttermilch noch zusätzliche Verstärkung, so dass die Mund- und Darmflora nun weiter heranreifen kann.

Die Vorzüge der Muttermilch gegenüber jedweder Ersatznahrung können nicht mehr ernsthaft in Zweifel gezogen werden. Kinder, die gestillt wurden, werden verschiedenen Studien zufolge eindeutig weniger von Krankheiten heimgesucht als nicht gestillte, ganz einfach aufgrund der schnellen Aktivierung des Immunsystems, das die Kinder widerstandsfähiger gegen Krankheitserreger macht. Infektionen der Atemwege und Organe, Magen-Darm-Erkrankungen und Mittelohrentzündungen kommen seltener vor. Für mache Erkrankungen wie z. B. bestimmte Darm- und sonstige Infektionen, sogar gegen Altersdiabetes kann dieser Stillschutz bis ins hohe Alter reichen.

Die orale Phase

Die Stillzeit begründet und bestimmt das, was einige Psychologen als präambivalente orale Phase bezeichnen. Tatsächlich spielt sich diese erste und unmittelbarste Äußerung menschlicher Gefühle um unseren Mund herum ab. Saugen macht selig, erfahren wir sehr früh, und so nimmt es nicht wunder, wenn wir uns auch später immer wieder nach dieser seligen Zufriedenheit zurücksehnen, die wir als satter und sorgloser Säugling genossen haben. Und so erliegen wir auch in späteren Lebensphasen immer wieder der Versuchung, uns oral zu stimulieren, sei es durch einen Schnuller, durch Daumenlutschen oder durch das Naschen von Süßigkeiten. Beim Rauchen kommt noch die Mundfunktion des Atmens hinzu. Das Inhalieren eines Suchtmittels in Kombination mit dem saugenden Ziehen verstärkt den Genuss. Das macht es für die Betroffenen umso schwerer, davon loszukommen.

Das Nuckeln kann ein gewohnheitsmäßiges Überbleibsel aus der Kindheit sein. Und nicht jede/-r trägt schiefe Zähne oder andere Nachteile davon. Daher muss man bei Daumenlutschern oder Kindern, die länger auf ihrem Schnuller bestehen, nicht gleich problematisieren oder psychologisieren. Doch es können auch ernste Probleme dahinterstecken. Das Saugen, Nuckeln und Lutschen verschafft uns eine Lust, die uns den Frust vergessen lässt, den wir durch zu wenig Aufmerksamkeit, Zuwendung oder Anerkennung empfinden. Obwohl es nur eine Ersatzbefriedigung sein kann, ist es nicht das Schlechteste und nicht unbedingt schädlich. Vielmehr bieten Gewohnheiten wie diese die nächstbeste Lösung. Aus der Sicht der Betroffenen erscheint das Nuckeln nur folgerichtig. Es folgt der Körperseelenlogik unserer Regulation: Unser System regelt sich selbst, sozusagen selbstverständlich. Solange nichts Besseres in Sicht ist, d. h. wirkliche Beruhigung, Aufmerksamkeit oder Zuwendung, begnügen wir uns eben damit. Nuckeln erscheint angesichts der dahintersteckenden Bedürfnisse oder gar Nöte als durchaus sinnvoller Akt. Deshalb erweisen sich *Gegen*maßnahmen wie Druck oder Drohungen eher als Drangsalierung. Sinnvoll und hilfreich sind dagegen Maßnahmen *für* die Bedürftigkeit der Betroffenen. Nicht das sogenannte vermeintliche Fehlverhalten – früher nannte man es Unart – sollte problematisiert werden. Vielmehr sollte das Eigentliche, Fehlende und Verhaltensauslösende thematisiert werden. Das Nuckel- oder Essproblem löst sich von selbst, sobald das nicht mehr fehlt, wofür die Nuckel- oder Naschsucht als Trostpflaster herhalten musste. Denn Sucht ist letztlich nichts anderes als nicht gelebte Sehnsucht. Wonach also sehnen wir uns, und wie können wir uns diese Sehnsucht erfüllen? Das ist hier die Frage.

Von den Milchzähnen zum Erwachsenengebiss

Während der Hirnschädel bei der Geburt gegenüber dem Gesichtsschädel einen Entwicklungsvorsprung aufweist, holen nun in den ersten Lebensmonaten besonders die Kieferknochen im Eiltempo auf.

Damit die ersten acht Zähnchen, die zwei mittleren und zwei seitlichen Schneidezähne je Kiefer, planmäßig in der Zeit vom neunten bis zum zwölften Lebensmonat in der Kieferleiste parat stehen, hat die Natur bereits zwischen der sechsten und achten Schwangerschaftswoche mit ihrer Anlage begonnen. Obwohl Zähne wie Bäume sind – sie sind zugleich stark und sensibel und bestehen aus Wurzeln und Kronen –, unterscheiden sie sich in einem wesentlichen Punkt: Zähne bilden zuerst Kronen und erst später Wurzeln. Den Anfang macht das Härteste, die Mineralisation der äußeren Schmelzschicht am Zahn. Bei der Geburt sind die Kronen der Schneidezähne bereits voll ausgebildet. Sie stecken aber noch im Knochen und arbeiten an ihrem Wurzelwerk, bis sie zwischen dem sechsten und achten Monat durch das rosafarbene Zahnfleisch aufblitzen. Meistens brechen die mittleren unteren Schneidezähne als erste durch, bald gefolgt von den Gegenspielern im Oberkiefer. Die Eck- und die ersten Backenzähne werden nur wenig später angelegt und kommen zwischen dem vierzehnten und siebzehnten Lebensmonat nacheinander zum Vorschein. Die zweiten Milchmolaren, die letzten der zwanzig Zähne im Milchgebiss, lassen sich etwas mehr Zeit und erscheinen um das zweite Lebensjahr herum. Die Zeiten können individuell variieren, aber spätestens um das dritte Lebensjahr hat sich das ganze Milchgebiss mit seinen acht Schneide-, vier Eck- und acht Backenzähnchen im Ober- und Unterkiefer aufgestellt.

Hervorzuheben ist eine Besonderheit der Zähne: Im Gegensatz zu allen anderen Organen und Gliedmaßen, die im Laufe der Entwicklung ihre Größe verändern, behält der Zahn seine ursprüngliche Größe bis zu seinem Durchbruch bei. Mit anderen Worten: Durch die frühe Kalzifizierung seiner Krone, der sogenannten Zahnglocke, besitzt der Zahn bereits seine endgültige Größe. Das bedeutet, dass die Zahngrößen im Unterschied zu den Kiefergrößen nicht verändert werden können.

So kommt es immer wieder zu Irrtümern nicht nur unter Laien, sondern erstaunlicherweise auch bei den Zahnärzten selbst. Besonders wenn vorne die bleibenden Zähne anstelle der herausgefallenen Milchzähne im Alter von sechs bis sieben Jahren nicht gleich genügend Platz vorfinden und versetzt stehen, wird leichtfertig behauptet, die Zähne seien für den Kiefer zu groß. Diese Fehldiagnose führt manchmal zu einer verfrühten kieferorthopädischen Behandlung oder gar zum unnötigen Ziehen von Milchzähnen. Dabei ist es umgekehrt: Nicht die Zähne sind (bis auf wenige Ausnahmen) zu groß, sondern die Kieferknochen (noch) zu klein. Im Unterschied zu den Zähnen können oder werden die Kieferknochen unter Umständen noch wachsen und den fehlenden Platz auch ohne Nachhilfe bereitstellen. Andernfalls können die unzureichenden Lücken durch kieferorthopädische Maßnahmen, d. h. herausnehmbare oder festsitzende Zahnspangen, vergrößert und die Kieferknochen so nachentwickelt werden, dass sich alle Zähne einreihen lassen.

Genau genommen sind es zwei Wachstumsimpulse, mit denen die Zähne das Kieferwachstum mitbestimmen: Zum einen ist es die Anlage, die körperliche Anwesenheit des Zahnes und zum anderen seine Funktion, die den Kieferknochen zum Wachsen anregt. Andersherum: Wenn Zähne fehlen oder wenn von ihnen durch mangelnde Kauaktivität kein Gebrauch gemacht wird, vermindert sich auch die Knochenbildung. Der Skelettknochen wächst auch ohne Zähne und ohne Funktion aus sich selbst heraus durch die Anregung und Steuerung von Wachstumshormonen. Dies allein würde aber nicht ausreichen, um das Kieferwachstum vollends zur Entfaltung zu bringen.

So wird unser Gesichtswachstum maßgeblich vom Kieferwachstum bestimmt. Das Kieferwachstum seinerseits hängt von folgenden drei Faktoren ab:

- dem Skelettknochen,
- der Dentition (Milch-, Misch- und bleibendes Gebiss) und
- den Mundfunktionen (insbesondere der Kaufunktion)

Allerdings werden die Möglichkeiten, die diese Wachstumsfaktoren bieten, von vielen Zahnärzten zu wenig berücksichtigt. So werden immer noch zu viele Milch- und/oder bleibende Zähne gezogen, obwohl man sie kieferorthopädisch hätte einordnen können. Vor allem der dritte Wachstumsfaktor wird kaum genutzt, obwohl man ihn durch den Einsatz von beweglichen Zahnspangen oder durch Atem-, Saug-, Kau- und Schluckübungen unterstützen könnte.

Auch die Anlage der bleibenden Zähne beginnt recht früh. So entstehen bereits um die Geburt herum die Zahnglocken, die Kronen der sogenannten Sechsjahrmolaren, der ersten bleibenden Backenzähne, die erst im sechsten Lebensjahr zum Durchbruch gelangen. Ganze sechs Jahre also bereiten sich diese großen Hauer auf ihren Auftritt vor, wenn sie sich wie Säulen hinter den zweiten, den letzten Milchbackenzähnen, aufstellen. Damit beginnt die sogenannte Wechselgebissphase, die durch eine Mischung von Milch- und bleibenden Zähnen gekennzeichnet ist und mit der sich der Kauapparat nach hinten verlängert. In der Architektur unserer Gebissentwicklung übernehmen diese bauklotzförmigen Molaren, die größten Zähne überhaupt, eine Schlüsselfunktion. Wie steinerne Pfeiler halten sie die Stellung des Unterkiefers und geben so die richtige Lagebeziehung zum Oberkiefer vor. Sie bilden die zentralen Stützelemente unseres Kauapparates. An der Art, wie sie sich mit ihren jeweiligen Gegenspielern verzahnen, ob versetzt oder nicht, wird das Bissverhältnis bestimmt, das Auskunft darüber gibt, ob wir es mit einem regulären Biss, einem Rück- oder Vorbiss zu tun haben.

Man kann sich das Kiefer-Gesichts-Wachstum so vorstellen, als handle es sich um einen Brotteig. Wenn man diesen mit all den Zutaten und Bedingungen, die er braucht, ruhen und arbeiten lässt, geht er irgendwann auf. Ähnlich wie der Bäcker arbeitet auch die systemische Kieferorthopädie. Sie heißt so, weil sie das Regulationssystem des Organismus für sich arbeiten lässt. Die mitunter verblüffenden Ergebnisse verdanken wir den Reserven, die der Körper preisgibt, wenn wir es verstehen, aus den Wechselbeziehungen zwischen Knochen (Skelett), Zähnen (Dentition) und Aktivitäten (Funktion) so viel wie möglich herauszuholen. Vor dem Hintergrund dieser Erkenntnisse kann man sich gut vorstellen, welche gesundheitlichen und ästhetischen Chancen vertan und oft unwiederbringlich verbaut werden, wenn Milch- oder bleibende Zähne unnötigerweise und unreflektiert der Zange zum Opfer fallen. Die Schäden, die daraus resultieren können, treten oft erst viele Jahre später in Erscheinung, so dass sie die Betroffenen mit der früheren Behandlung gar nicht mehr in Verbindung bringen.

Doch zurück zur Dentition. Was hier im Kontext mit der Kiefer-Gesichts-Architektur und dem ersten Backenzahn beschrieben wurde, gilt grundsätzlich auch für alle anderen großen und kleinen Molaren. Das zweite große Zahnungsereignis, das Erscheinen der bleibenden mittleren Schneidezähne, deren Kronenbildung zwischen dem dritten und vierten Monat nach der Geburt beginnt, folgt den Sechsjahrmolaren auf den Fersen. Zwischen dem sechsten und siebten Lebensjahr treten sie meistens zuerst im Unterkiefer hervor, um bald darauf, wenn die Bissverhältnisse stimmen, mit ihren Antagonisten im Oberkiefer Kontakt aufzunehmen.

Tatsächlich markieren diese Schritte in der Ausbildung des Erwachsenengebisses wichtige Entwicklungsstufen. Nur scheint dieses Wissen in der breiten Öffentlichkeit weitgehend verlorengegangen zu sein. Mit Ausnahmen: In Waldorfschulen schult man Kinder in der Regel erst ein, wenn ihre oberen Schneidezähne zum Vorschein gekommen sind. Ihr Durchbruch am Ende des ersten Jahrsiebts gehört zu den Kriterien, die für die Bewertung der Schulreife herangezogen werden.

Nachdem sich bald nach den mittleren auch die seitlichen Schneidezähne einfinden, zwischen dem siebten und achten Lebensjahr, präsentiert sich das typische Schulanfängergebiss. Die neuen Schneidezähne wirken übergroß in dem (noch) kleinen Wechselgebiss und kleinen Kindergesicht. Bevor direkt dahinter die Eckzähne im Alter von zehn bis elf Jahren durch ihre spitzen Nachfolger ausgetauscht werden, fallen in der Regel erst einmal die ersten Milchmolaren aus. Das geschieht zwischen dem neunten und zehnten Lebensjahr, wenn die ersten Prämolaren ihren Platz einnehmen. Beinahe gleichzeitig oder bald danach, um das zehnte Lebensjahr herum, purzeln ihre hinteren Nachbarn, die zweiten Prämolaren, die ihnen bis auf die Wurzeln wie Zwillinge ähneln. Um das zwölfte Lebensjahr herum erscheinen die sogenannten Siebener, gefolgt von den Achtern, den Weisheitszähnen, die zwischen dem siebzehnten und einundzwanzigsten Lebensjahr emporwachsen. Damit ist das Erwachsenengebiss komplett – in den Jahren, in denen man mündig wird.

Saugen – das erste Körpertraining

Die Kiefer- und Gesichtsmuskeln bilden während ihrer Aktivitäten lange Kraftlinien, die sich über die Hals-, Nacken-, Schulter- und Rumpfregion bis in die Extremitäten hinein erstrecken. Das bedeutet, dass die Atem-, Saug-, Schluck- und Kauarbeit, die wir leisten, zugleich als Aufrichtearbeit des ganzen Körpers zum Tragen kommt. Dass wir mit dem Saugen nebenbei auch die erste gezielte Tätigkeit zur Aufrichtung unseres Kopfes ein- und ausüben, gehört zur Multifunktionalität des Mundes. Der Widerstand, den uns die engen Öffnungen der Brustwarzen oder der Flaschensauger entgegenstellen, fordert nicht nur den Einsatz der Mund- und vorderen Halsmuskeln. Damit der Kopf des Säuglings während des Trinkens stillhält, müssen auch die hinteren Halsmuskeln, insbesondere die kleinen oberen Nackenmuskeln, Stützhilfe leisten. Als Mitspieler der eigentlichen Kaumuskulatur tragen sie wesentlich zur Stabilisierung der Kopfhaltung bei. Saugen (unter)stützt und stärkt also die Kopf- und Körperhaltung. Die ersten Momente des Aufrichtens, wenn das Baby aus der Bauchlage heraus das Köpfchen hebt, um es auf die andere Seite zu drehen, gelingen umso besser, wenn seine Saug- und Schluckaktivitäten gute Vorarbeit geleistet haben.

Die neue Tätigkeit des Saugens strengt an. Sie stimuliert und stärkt die Mund-, Kiefer-, Gesichts-, Hals- und Schultermuskeln und unterstützt dabei die Aufrichtung über den gesamten Bewegungs- und Halteapparat. Am meisten und auffälligsten aber fordert und fördert sie die Bildung der Knochen und weichen Gewebe des Untergesichtes und beeinflusst in dieser Zeit ganz maßgeblich Gestalt und Ausdruck unserer Gesichtszüge.

Wie der Mund auch Körpermuskeln trainiert

Mit Blick auf die Entwicklung im Mutterleib und in der Kindheit sehen wir, welche Beziehungen von Anfang an zwischen der Mund- und der Körpermotorik bestehen. Damit wird auch klar, warum die Oralfunktionen zugleich Vitalfunktionen sind: weil der Mund unsere Atmung, Ernährung und Bewegung initiiert und reguliert. Auch die Verbindungen der Muskelzüge zwischen Zungengrund, Zungenbein und Schulterblatt werden schon im Mutterleib angelegt und funktionsfähig. Und wir sehen, welchen Einfluss das Saugen auf die Nackenmuskulatur und damit auch auf die spätere Körperhaltung hat.

Dass Mund und Füße auch im Erwachsenenalter nicht unabhängig voneinander agieren, können Sie selbst am eigenen Körper erleben. Stellen Sie sich dazu aufrecht so hin, dass sich Ihr ganzer Körper wie der schiefe Turm zu Pisa nach vorne neigt, und achten Sie dabei einmal auf die Spannung Ihrer Zehen. Wenn Sie dann den Oberkörper zusätzlich etwas nach vorn und unten neigen, dabei aber Ihren Blick geradeaus in der Waagerechten halten, werden Sie spüren, wie sich besonders Ihre Nackenmuskeln anspannen. Wenn Sie nun den Zeigefinger unterhalb des Hinterkopfes quer legen und gleichzeitig zwischen vorgebeugter und aufrechter Haltung wechseln, werden Sie den Spannungsunterschied deutlich merken.

Lernen durch Bewegung

Wenn man den Kopf recht betrachtet, muss man feststellen, dass sich der Unterkiefer eher wie ein Fremdkörper verhält, weil er mehr Körper- als Kopfeigenschaften besitzt. Anthropologen, Anthroposophen, Osteopathen und Physiotherapeuten charakterisieren ihn manchmal als Gliedmaße, als Extremität des Kopfes. Dieser Vergleich ist durchaus zutreffend und leuchtet ein, wenn man sich seine Beschaffenheit und Bewegungsfunktion vor Augen führt. Wie alle Gliedmaßen besteht er aus einem massiven Skelettknochen, der sich über seine Gelenke und Muskeln bewegen lässt, die wiederum durch das Nervensystem angetrieben und gesteuert werden. Unter diesem Gesichtspunkt würde ich den Kiefer als fünfte Gliedmaße ansehen. Dass unser Kiefer eigentlich »nur« eine Halte- und Stützfunktion ausübt und als oberster Hebel und als Hebeelement eine zentrale Rolle in unserem gesamten Skelettsystem spielen soll, ist verständlicherweise erst mal nicht einzusehen. Es würde den Rahmen dieses Buches sprengen, würde ich auf alle Zusammenhänge eingehen. Bezeichnenderweise verhält sich die überproportionale Größenzunahme des Unterkiefers im Verhältnis zum übrigen Schädel ähnlich wie das Körperwachstum gegenüber dem Kopfwachstum: Bei Neugeborenen ist der Körper viermal so groß wie der Kopf, bei Erwachsenen ganze siebenmal. So kann man sich vorstellen, wie stark sich der kleine Unterkiefer anstrengen muss, um seine vergleichsweise riesige Erwachsenendimension zu erreichen. Das erfordert ein enormes Stoffwechselaufgebot, das wiederum von viel Kau-, Aufrichte- und Haltearbeit abhängt. Daher kann gar nicht genug betont werden, wie wichtig es ist, Kinder schon von klein auf mit viel Vollwert- und Rohkost zu ernähren, damit sie tatsächlich etwas zu kauen und zu beißen haben. Denn was durch zu wenig Training des

Kauapparates hängen bleibt und nicht gehoben wird, was zu wenig auf- und umgebaut wird, erweist sich früher oder später als Haltungs- und Leistungsschwäche.

Kinder entwickeln sich und lernen nur durch Bewegung. Ihre Mundbewegungen sind die ersten und wichtigsten für das (Über-)Leben: atmen, saugen, beißen, kauen, schmecken, schlucken und mimische Gebärden. Die Beherrschung dieser Mundfunktionen ist essenziell, auch für das Sprechen und den Ausdruck der Gefühle (E-Motion = Bewegung). Auch die kognitiven (verstandesmäßigen) Fähigkeiten können ohne Bewegung nicht erlernt werden. Gedanken entstehen durch (Sprach-)Bilder, die das Kind sich von Dingen macht, die es sich vorstellt, also mental bewegt. Je besser und vielfältiger die Bewegungserfahrungen, desto besser die Voraussetzungen für eine gesunde körperliche, seelische und geistige Reifung und Entwicklung. Dafür braucht der Mensch die Körper- und Mundbewegungen gleichermaßen.

Und wieder macht hier der Mund den Anfang: Seine Form und Funktion gleicht einem Gefäß, das sowohl nehmende wie gebende Eigenschaften entwickelt. Es ist ein Einnehmen und Ausgeben, das sich im Eindruck der Wahrnehmung (Sensorik) und im Ausdruck der Bewegung (Motorik) spiegelt.

Wie wird die Welt von außen nach innen auf- und wahrgenommen? Durch unsere Sinnesempfindungen. Dabei wird oft übersehen oder verkannt, dass nicht nur Augen, Ohren, Nase und Haut Eindrücke von außen vermitteln. Der unmittelbarste und einprägsamste Sinneseindruck rührt von der direkten Berührung mit dem Mund her.

Warum wollen (müssen) Kinder alles in den Mund nehmen? Weil sie durch den Einsatz der Lippen, Zähne, der Zunge und Schleimhäute tiefer und umfassender von den Dingen »beeindruckt« werden als durch das bloße Hinschauen und Hinhören. So spielt der Mund auch als Sinnesorgan die erste Geige. Durch seine sensiblen Fühlerorgane kann das Kind die Objekte, die es interessieren, konkreter und deutlicher tasten und testen als durch die abstrakteren Meldungen von Auge und Ohr. Es will (muss) im wahrsten Sinne des Wortes über das Entscheidende in-form-iert sein, d. h. Form, Konsistenz, Größe, Temperatur, Geschmack und Geruch oral erleben. Wahrnehmung kommt vor der Entscheidung. Einer Milch kann man nicht ohne weiteres ansehen, dass sie verdorben ist. Erst ihre Konsistenz und spätestens der schlechte Geschmack kann sie verraten. Der entscheidende Test bleibt also dem Mund vorbehalten.

Schließlich kann das Gehörte, Gesehene, Gerochene, Geschmeckte und Gegriffene erst begriffen und verinnerlicht werden, wenn es mit Veränderungen und/oder (Eigen-)Bewegungen einhergeht. Um etwas mit dem Verstand zu erfassen, zu begreifen, muss das Kind es mit Händen und Füßen, Lippen und Zähnen fassen und ergreifen. Mit dem Griff nach den Dingen bildet sich das Kind einen eigenen Begriff von den Dingen. Es will (muss) sich alles (zunächst in den Mund) nehmen, um sich und die Welt wahrzunehmen.

Viele Kinder mit Lernproblemen und auffälligem Sozialverhalten nehmen ihre Umwelt, ihre Mitmenschen und sogar sich selbst nicht richtig wahr. Dabei zeigen sie eine mangelnde Fähigkeit, mit verschiedenen Situationen und Anforderungen des Alltags, sei es in der Schul- oder Freizeit, fertig zu werden. Deshalb fällt es diesen Kindern nicht leicht, unbeschwert zu agieren und adäquat zu reagieren, sich natürlich und »normal«, d. h. unbewusst selbstbewusst zu verhalten, sich auch körperlich aufrecht und gerade zu halten, spontan zu sein und sich frei zu entfalten. Auf der anderen Seite wird diesen Auffälligkeiten viel zu wenig Verständnis durch viel zu wenig Kenntnis entgegengebracht. Unreife, Unsicherheit, Unruhe, Unausgeglichenheit, Unzufriedenheit, Unerfülltsein, Verzagtheit, Ärger, Unlust, Frust, Angst, nicht ausgelebte Bedürfnisse, Aggressionen und andere Emotionen wollen (müssen) sich über solche Verhaltens-»Ventile« entladen und gelten dann gemeinhin als ungezogen, störend oder gar zerstörerisch. Nicht selten werden diese »Problemkinder« mit unzureichenden Erziehungsmaßnahmen und Therapiemethoden überfordert, weil ein wichtiges Grundübel unerkannt bleibt: der Mangel an Entwicklungsmöglichkeiten und Lernchancen durch einen Mangel an Bewegung. Was Kinder heute mehr denn je brauchen, sind ansprechende räumliche Bedingungen, die eine optimale Entwicklung zulassen, und Anreize, die ihre »schlummernden« Antriebskräfte freisetzen und ihren Erlebnishunger stillen. Die modernen Lebensumstände und Gewohnheiten bieten allerdings immer weniger Gelegenheiten, diese Grundbedürfnisse zu befriedigen, die für ein erfülltes und gedeihliches Kinderleben so unverzichtbar sind wie Essen und Trinken.

Das alles hat auf den ersten Blick nur mittelbar mit unserem Mund zu tun. Aber Tatsache ist: Eine gesunde Entwicklung und Reifung kann nur auf einer möglichst naturnahen Ernährung, d. h. auf der Grundlage eines reichhaltigen Stoffwechsels aufgebaut werden. Nährstoffe benötigen aber, um vom Organismus auf- und von den letzten Zellen angenommen, also transportiert zu werden, Bewegung. Dabei spielt die Eingangsschleuse Mund gerade in den ersten Wochen und Monaten die Rolle einer Schaltzentrale. Nicht nur der empfindlichen Stillperiode, sondern auch der von Freud entdeckten oralen Phase gilt unsere besondere Aufmerksamkeit und Sorgfaltspflicht. Gerade in diesem Lebensabschnitt können essenzielle Bewegungsmuster, z. B.

das Saugen an der Mutterbrust, das Atmen durch die Nase, das Rollen, Kriechen, Robben, Krabbeln usw. gestört oder »versäumt« werden, so dass sie nicht zur vollen Funktionsreife gelangen. Erfahrungs- und Erlebnisdefizite dieser Art können zu Störungen der Allgemeinentwicklung und Reifung des Kindes führen. Die entsprechenden Verzögerungen und Versäumnisse lassen sich aber – mit Hilfe der Logopädie und der Kieferorthopädie – aufholen, etwaige Lücken sogar schließen. Nach der Padovan-Methode, die sich neurofunktionelle Reorganisation nennt, können Kinder, aber auch ältere Patienten, gesunde Bewegungsmuster neu oder wieder erlernen. Mit der systemischen Kieferorthopädie kann diese sensorische und motorische Reorganisation im Hinblick auf die Mundfunktionen ergänzt werden.

Doch auch Sie selbst können schon einiges für die gesunde Entwicklung Ihres Kindes tun, indem Sie alle Aktivitäten unterstützen, die dem natürlichen Bewegungsdrang und der kindlichen Neugierde förderlich sind und alles vermeiden, was das Kind zum passiven Konsumenten macht. Mit anderen Worten: Sorgen Sie von frühester Kindheit an für Bewegung, ohne zu stark »helfend« einzugreifen. Und: Halten Sie Ihr Kind so lange wie möglich von Spielkonsolen, Fernsehgeräten und Smartphones fern, die es förmlich zur Unbeweglichkeit verdammen und ihm keinen Raum lassen, seine eigene Umgebung zu erkunden oder überhaupt eigene Sinneseindrücke und Erfahrungen zu sammeln. Gehen Sie mit dem Kind stattdessen so oft wie möglich ins Freie, dahin, wo es sich tatsächlich körperlich austoben kann, und unternehmen Sie mit ihm Radtouren in die umgebende Natur, wo es sich frei bewegen kann und auch vielfältige Sinneseindrücke bekommt. Und schicken Sie die Sprösslinge zum gegebenen Zeitpunkt in den nächsten Sportverein, wo sie darüber hinaus auch lernen, sich mit anderen auseinanderzusetzen.

Jeder Lernprozess, auch hinsichtlich unserer kognitiven (verstandesmäßigen) Fähigkeiten, geht von Bewegung aus. Wenn es dem Kind erst einmal gelungen ist, nach der Rassel zu greifen, dann »be«-greift es auch irgendwann durch ständiges Wiederholen und Ausprobieren die Naturgesetze, die seinen Körper bestimmen, und kann diese für seine Zwecke nutzen.

So banal und paradox es sich auch anhören mag, wir lernen nur, was wir (schon) können, und wir können es, weil wir es (schon) kennen. Mit anderen Worten: Wir gehen, sprechen und denken auf einmal, weil wir es schon vorher vorbereitet, also in seinen Vorstufen viele Male, d. h. wiederholt gekonnt haben.

Die Kinderbuchautorin Astrid Lindgren hat genau diesen Lernprozess in einem ihrer Bücher wunderbar beschrieben. In *Na klar, Lotta kann Rad fahren* schildert sie den unbedingten Drang und Willen eines kleinen Mädchens, jetzt und sofort das Radfahren zu lernen. Gelenkt wird die kleine Lotta dabei von ihrem Gefühl, dass sie eigentlich schon Rad fahren kann. Sie muss nur noch aufsteigen und einfach losfahren. Kleine Unfälle sind nur unvollkommene Vorstufen des Könnens. Sie sind aber notwendig, damit wir immer besser werden.

2. ATMEN, SAUGEN, KAUEN, SCHLUCKEN – WIE DER MUND UNSER LEBEN BESTIMMT

Alle vier Grundfunktionen unseres Mundes, das Atmen, Saugen, Kauen und das Schlucken, sind mit Körperbewegungen verbunden. Das heißt, wir brauchen nicht nur lokale Muskeln, um die Atem-, Kau-, Schluck- und Saugbewegungen zu ermöglichen, sondern unseren ganzen Körper. Wie viel Luft wir bekommen, hängt ganz entscheidend von unserer Körperhaltung ab. Auch haben wir bereits im letzten Kapitel gesehen, welchen maßgeblichen Einfluss das Saugen auf unsere spätere Körperhaltung hat. Und unser Kiefer, mit dem wir kauen, bildet das oberste Glied in der Kette unserer Skelettmuskulatur. Selbst wenn wir nicht essen, schlucken wir eintausend bis dreitausend Mal am Tag, und man kann sich leicht ausmalen, welche Auswirkungen es auf unseren gesamten Körper hat, wenn dieser Schluckreflex nicht richtig funktioniert. Dasselbe gilt auch für die Atmung, das Saugen und das Kauen, für jene Vitalfunktionen des Mundes, die einen entscheidenden Einfluss auf unseren gesamten Organismus und unsere Gesundheit haben.

WAS GESCHIEHT, WENN WIR ATMEN

Durch den Mund versorgen wir unseren Körper mit fester Nahrung und mit Flüssigkeit, durch unseren Oronasalraum versorgen wir ihn mit dem lebensnotwendigen Sauerstoff. Über unsere Atmung gelangt der Sauerstoff durch

Nase und Mund in unseren Blutkreislauf und in unser Gehirn. Wie wir an der embryonalen Entwicklung gesehen haben, bilden Nase und Mund zunächst eine Einheit, die sich erst im Laufe der neunten Schwangerschaftswoche auseinanderentwickelt. Tatsächlich getrennt werden die beiden Einheiten aber lediglich in anatomischer Hinsicht, nicht jedoch in ihrer Funktion. Das heißt, wir können sowohl durch den Mund als auch durch die Nase atmen. Das gewährleistet, dass wir auch beim Essen noch atmen können. Die Möglichkeit der Mundatmung sorgt dafür, dass wir in Extremsituationen, in denen wir ganz schnell viel Sauerstoff benötigen, diesen schneller durch den geöffneten Mund bekommen können.

Allerdings sollte im Idealfall der Nasenraum für die Atemfunktion zuständig sein und der Mund mit Zunge, Zähnen und Kiefer dem Essen vorbehalten bleiben. Verbunden sind Nase und Mund durch den Nasen- und Mundrachen, den sogenannten Nasopharynx im oberen Bereich und den Oropharynx im unteren Bereich. Hinten im Rachen trifft der Atemgang durch die Nase mit dem Mundraum zusammen, der, wie gesagt, primär nicht zum Atmen gedacht ist, sondern vielmehr zum Essen und zum Schlucken. Der Rachenraum kann, ebenso wie schon der Mund, als weitere Schleuse betrachtet werden, die reguliert, was weiter unten in die Speiseröhre und was in die Luftröhre kommt.

Warum es besser ist, den Mund (geschlossen) zu halten

Schleusen haben Klappen, und im Rachenraum übernimmt diese Aufgabe die Zunge. Sie reguliert, ob wir durch den Mund oder durch die Nase atmen. Das wird besonders deutlich, wenn wir mit weit geöffnetem Mund auf dem Zahnarztstuhl sitzen. Dann legt sich die Zunge im Idealfall oben an den Gaumen und verschließt den weichen Gaumen dort, wo das Zäpfchen sitzt, mit dem Zungenrücken so, dass wir trotz weit geöffneten Mundes automatisch durch die Nase atmen.

Die Zunge funktioniert dabei im Prinzip wie ein Relais: ein Schalter, der hin und her schaltet. Sie verhindert, dass Nahrung oder Flüssigkeit in die Lunge kommt, insbesondere, wenn wir während des Essens auch noch reden. Sie sorgt außerdem dafür, dass der Speisebrei immer zwischen die Zähne kommt und dass die darin enthaltene Feuchtigkeit verteilt wird. Außerdem schiebt sie den Bissen in die Backentaschen, wenn wir wieder einmal nicht runterschlucken, bevor wir etwas sagen.

Aus eigener Erfahrung in meiner Praxis kann ich Ihnen allerdings versichern, dass es viele Menschen gibt, die ich erst darum bitten muss, mich während der Behandlung nicht anzuhauchen. In aller Regel sind dies die sogenannten Mundatmer, die sich zumeist gar nicht darüber im Klaren sind, dass sie vorwiegend über den Mund ein- und ausatmen. Was aber geschieht bei der Mundatmung? Unser Mund trocknet schon nach kurzer Zeit ziemlich aus, und beim Reden versagt uns manchmal die Stimme.

Im Normal- und Idealfall atmen wir durch den Nasalraum, der einer Fluss- und Auenlandschaft gleicht, die in dem Moment gefährdet ist, in dem sie auszutrocknen beginnt. Angefangen von den Nasenflügeln über die Nasenmuscheln bis hin zu unserer Nasenhöhle und unseren Nebenhöhlen ist der Innenraum ebenso wie der Mund mit einer Schleimhaut ausgestattet, die ihre Aufgaben nur erfüllen kann, wenn sie feucht ist. Über unsere Nase mit ihrem Geruchssinn nehmen wir bereits erste wichtige Informationen über die Luft auf, die wir gleich einatmen werden. Wir riechen quasi, ob »die Luft rein« ist. Registriert unsere Nase Rauch, giftige Dämpfe oder Gase, so versetzt uns das augenblicklich in Alarmbereitschaft, und wir können Abwehrmaßnahmen ergreifen und im Ernstfall unser Leben retten.

Durch die Nase nimmt die Luft einen längeren Weg bis zu unseren Lungen und hat so mehr Zeit, gut aufbereitet zu werden. Denn auf dem Weg von den Nasenlöchern bis in die Lunge und die Bronchien wird die Luft verwirbelt und durch die Verwirbelung erwärmt und angefeuchtet. Auf diese Weise erreicht die Luft eine andere Qualität als die uns umgebende Raumluft, die in aller Regel trocken ist. So wird die Luft durch den Nasenraum auf optimale Weise für die Lunge und die Bronchien vorbereitet.

Atmen wir dagegen durch den Mund und womöglich auch noch sehr kalte Luft ein, so strapazieren wir unsere Lunge nicht nur, weil der Unterschied zwischen Außenluft und Körperinnerem uns möglicherweise eine Erkältung beschert, sondern weil wir außerdem auch die Schleimhäute umgehen, die uns zur Abwehr dienen. Die Partikel in der Luft und die darin enthaltenen Bakterien gelangen auf diese Weise eher in unseren Körper, als wenn wir durch die Nase atmen. So ist es nicht verwunderlich, dass sich Mundatmer weitaus mehr Infekte holen als Nasenatmer. Wenn unser Mund trocken ist, funktioniert die normale Abwehr nicht mehr, die uns der Speichel durch die Befeuchtung der Mundschleimhaut garantiert. Auch die Zunge wird trocken, klebt unangenehm am Gaumen, so dass sie sich nicht mehr richtig bewegen und auch nicht mehr schmecken kann. Sie sehen also: Trockenheit im Mund ist ein Gefühl, das die Lebensqualität ziemlich einschränken kann.

Atmen im Rhythmus des Lebens

Die Nasenatmung bestimmt unter anderem auch unsere Atemtiefe und unseren Atemrhythmus. Und der Atemrhythmus hat einen positiven Einfluss auf all die anderen Rhythmen, die zu unserem körperlichen Wohlbefinden beitragen, als da wären: unser Biorhythmus, unser Schlaf-wach-Rhythmus, unser Puls und unser Herzschlag. Die Ein- und Ausatmung erfolgt in einem Rhythmus, der im Einklang mit unserem Stoffwechsel steht, welcher die Verwertung des Sauerstoffs und die CO_2-Abgabe bewerkstelligt. Atmen wir durch den Mund, so ist unser Atemrhythmus in der Regel schneller und flacher. Das heißt, dass auch die Atemtiefe zu kurz kommt und die Sauerstoffausbeute geringer ist. Beobachten Sie einmal an sich selbst, was geschieht, wenn Sie durch die Nase atmen: Ihre Lungenflügel öffnen sich, Ihr Brustkorb weitet sich, und das Zwerchfell (ein Atemmuskel) geht nach unten. Atmen Sie aber durch den Mund, so werden Sie feststellen, dass Sie zwar schneller viel Luft bekommen, dass Sie aber Ihre Lungen nicht richtig aufpumpen und sich Ihr Brustkorb entsprechend weniger weitet. Auch atmen Sie durch den Mund viel schneller wieder aus, so dass die Lunge tatsächlich viel zu wenig Zeit bekommt, den Sauerstoff aus der Atemluft zu absorbieren. Durch das schnellere Ausatmen gibt Ihr Körper auch weniger CO_2 ab, so dass immer ein Restbestand an verbrauchter Luft in Ihrer Lunge verbleibt. Wenn wir durch die Nase atmen, atmen wir quasi wie durch ein schmales Rohr. Das bedeutet, dass wir uns auch mehr anstrengen müssen. Unser Atemmuskel, das Zwerchfell, muss mehr arbeiten und wird auf diese Weise trainiert. Auch unsere Brustmuskeln und die kleinen Muskeln zwischen unseren Rippen, die den Brustkorb spreizen, werden so auf Trab gehalten.

Die Atmung – eine Sache der Haltung

Unsere Atmung ist auch ein hochsensibler Seismograf unserer psychischen Empfindungen. Denken Sie nur einmal daran, wie Sie ruckartig durch den Mund einatmen, wenn Sie erschrecken. Oder was mit Ihrer Atmung geschieht, wenn Ihr Chef den Raum betritt, um Ihnen einen weiteren Stapel Arbeit auf den Schreibtisch zu häufen. Sie werden, sobald er den Raum verlassen hat, Ihren Oberkörper nach vorn fallen lassen und stöhnend aus- oder vielleicht auch aufatmen. All unsere Gefühlsregungen zeigen sich am unmittelbarsten in unserer Atmung. Nicht von ungefähr heißt die Atmung in der hebräischen Sprache »ruach«, und »ruach« ist auch das Wort für Seele.

Wie viel Sauerstoff tatsächlich in unseren Körper gelangt, haben wir weitgehend selbst in der Hand. Das merken Sie bereits, wenn Sie einmal folgende Übung machen: Setzen Sie sich auf einen Stuhl und lassen Sie Ihren Kopf und Ihren Oberkörper schlaff nach vorn fallen. Machen Sie nun ein paar Atemzüge und nehmen Sie ganz gezielt wahr, was dabei geschieht. Richten Sie Ihren Kopf und Ihren Oberkörper nun vollkommen auf, indem Sie Ihr Becken leicht nach vorn kippen, und atmen Sie erneut bewusst ein und aus. Merken Sie den Unterschied?

Haltung hat in erster Linie mit Muskeln zu tun. Haben wir eine schlaffe, schlechte Haltung, so sind auch unsere

Muskeln schlaff. Wenn wir also zu einer gesunden, aufrechten Haltung kommen wollen, so müssen wir dafür unsere Muskeln trainieren. Dass wir tatsächlich mit dem ganzen Körper atmen, können uns nicht nur Mediziner, sondern auch Sänger und Schauspieler bestätigen. Nicht ohne Grund steht an Schauspielschulen und Musikakademien inzwischen auch Sport auf dem Lehrplan. Ganz einfach weil man weiß, wie sehr der stimmliche und der mimische Ausdruck von der Atmung abhängen. Die Atmung wiederum ist muskuläre Ganzkörperarbeit und eben nicht beschränkt auf Mund, Hals, Nacken und Schultern. Auch die Wirbelsäule, alles ist beteiligt, wenn wir atmen. Die Atmung unterstützt unseren Kreislauf, das Ein- und Ausatmen unterstützt unser Herz. Deswegen haben Menschen, die schlecht atmen, im Extremfall oft auch Kreislaufprobleme. Wenn wir an Yoga-Übungen oder an Gymnastik denken, so sind sie immer mit einer Haltung verbunden, bei der der Brustraum voll geweitet wird und sich die Rippen aufspannen können wie ein Regenschirm. Zweifellos hat derjenige, der sich viel bewegt, eine andere Haltung als derjenige, der ständig am Schreibtisch sitzt.

Was die Atmung auch beeinträchtigt, ist Übergewicht. Das Zwerchfell muss dann gegen die Fettschicht arbeiten, die nicht nur auf den Rippen liegt, sondern auch darunter. Das kostet viel Kraft und bringt so manchen beim Treppensteigen schnell aus der Puste. Übergewichtige Menschen brauchen auch mehr Luft und Energie, schon um ihr Gewicht zu tragen.

Husten, niesen, gähnen –
wie sich unser Körper wehrt

Unsere Atmung wird auch durch Infektionen beeinträchtigt. Wenn wir erkältet sind, geben bestimmte Bakterien in den Bronchien Gifte ab, die diese reizen. Um diese loszuwerden, husten wir. Das heißt also, der Husten ist eine reflexhafte Abwehrreaktion, um uns von Giften oder Mikroorganismen zu befreien.

Die Frage, die nun automatisch kommt: Ausspucken oder runterschlucken? Schlucken wir den Schleim, so wird er von Magen und Darm unschädlich gemacht. Für den Magen-Darm-Bereich bedeutet das zusätzliche Arbeit, weil der Schleim auch Eiweiße enthält, die verdaut werden müssen. Leichter los werde ich die Bakterien, wenn ich sie ausspucke. Das Spucken hat insofern durchaus eine reinigende Funktion – wenn es auf diskrete Weise geschieht, ohne die Mitmenschen zu belästigen.

Auch das Niesen ist ein Reflex, um Bakterien oder andere störende Mikroorganismen loszuwerden. Zugleich regt es unseren Kreislauf an und macht uns wach. Und wir empfinden es als angenehm. Auch verstärkt das Niesen die Durchblutung, und wo mehr Blut ist, sind auch mehr Abwehrzellen. Die weißen Blutkörperchen, die Fresszellen, sind über das Blut schneller zur Stelle. Sie gelangen über die Nasenwände und die dortigen Kapillaren in die Schleimhäute. Dass das Niesen so ein angenehmes Gefühl ist, haben wir vermutlich dem Lustprinzip der Natur zu verdanken, das uns in der Regel dafür belohnt, wenn wir für unseren Körper etwas Gutes tun. Insofern ist es also ratsam, dem Reflex nachzugeben, statt ihn zu unterdrücken. Wie beim Husten mit der nötigen Rücksicht den Mitmenschen gegenüber, versteht sich.

Ebenso angenehm ist das Gähnen, das uns meist in Momenten ereilt, in denen wir uns nach einer längeren Anspannung endlich zurücklehnen können. Und es gibt uns einen Hinweis darauf, dass wir müde sind.

Wenn wir die Luft anhalten – zur Funktion des Kehlkopfs

Um die großen Linien der körperlichen Zusammenhänge darzustellen, eignet sich der Kehlkopf ganz besonders. Versuchen Sie einmal, einen schweren Gegenstand zu heben und dabei gleichzeitig zu sprechen. Sie werden sehen: Beides zusammen fällt schwer. Denn das Heben der schweren Last erfordert eine Kraftanstrengung, bei der die Atmung angehalten werden muss. Dadurch entsteht eine feststehende Luftsäule, die durch die Stimmlippen nach oben abgedichtet wird. Die Kraft, die man zum Anheben des schweren Gegenstands benötigt, würde mit dem Entweichen der Luft aus dieser Säule verpuffen. Da auch das Sprechen auf dem Entweichen des Luftstroms basiert, müssen wir uns entscheiden: Reden wir jetzt, oder halten wir die Luft an, um beispielsweise

▸ etwas Schweres zu heben,
▸ uns von hartem Stuhlgang zu befreien,
▸ zum Orgasmus zu gelangen oder
▸ ein Kind zur Welt zu bringen?

Die Funktion des Kehlkopfs mit seinen Stimmlippen ist in jeder dieser Lebenslagen dieselbe. Und wenn uns beim Heben einer schweren Last oder beim Pressen die Kraft verlässt und die Stimmlippen sich öffnen, entweicht uns ein Stöhnen.

Der Zeugungsakt kann gerade dem Mann mitunter eine beharrliche Körperarbeit abverlangen. Dass er sich im entscheidenden Moment aber auf seine Kehlkopfarbeit voll und ganz verlassen muss, weiß er im Allgemeinen nicht. Und selbst wenn er es weiß: Wer denkt beim Orgasmus schon daran, dass sich – hoffentlich! – die Stimmlippen schließen? Tatsächlich bekommen Männer Probleme bei der Ejakulation, wenn der Kehlkopf nicht funktioniert oder operiert wurde (Laryngektomie), da sie die Stimmbänder im entscheidenden Moment nicht geschlossen halten und keinen Druck im Beckenraum erzeugen können.

Auch einer gebärenden Frau kann im entscheidenden Moment niemand abnehmen, was am allerwichtigsten ist: richtig zu atmen und zu pressen, damit das Kind möglichst unbeschadet durch die Enge des Geburtskanals gleiten kann. Wenn sie gelernt hat, ihre Beckenknochen gut zu bewegen und zu öffnen, und die Muskeln des Unterleibs auch gut entspannen kann, ist schon viel gewonnen. Das erleichtert auch die Öffnung des Muttermunds. Andererseits kann es zu Komplikationen kommen, wenn die wichtigste und mächtigste Funktion des Mundes, die Atmung, nicht richtig zum Einsatz kommt. Deshalb sollten die Atemübungen bei der Geburtsvorbereitung sehr ernst genommen und bei Fehlern und Schwächen intensiviert werden. Jede Presswehe steht und fällt mit dem Druck, den die Atemmuskeln, insbesondere das Zwerchfell, aufbringen. Da muss vieles von oben nach unten koordiniert und kontrolliert werden. Die Lippen öffnen sich, um einzuatmen, und schließen sich bald wieder, und mit ihnen die Stimmlippen. Die fest zusammengepressten Stimmlippen im Kehlkopf sorgen dafür, dass die Luft im entscheidenden Moment nicht über Mund und Nase entweichen kann. Durch diese Deckelung in der Kehle baut sich ein Druck gegen die (Aus-)Atembewegung nach unten auf. So entsteht eine Luftsäule, deren Kraft sich wie durch einen Kolben zurück in den Bauch- und Beckenraum hinein entfaltet. Durch die gleichzeitige Anspannung bestimmter Bauch- und Beckenmuskeln richtet und konzentriert sich der Atemdruck auf die Gebärmutter. Die Arbeit der glatten Uterusmuskulatur, die den zyklischen Automatismus der Wehen hervorbringt, wird damit entscheidend unterstützt.

In der sogenannten Austreibungsphase spielt die Atmung die wichtigste Rolle. Daran beteiligen sich der Mund und der Kehlkopf oben, viele Muskeln in der Körpermitte und der Muttermund unten. Und wer hätte gedacht, dass die Stimmlippen auch als Geburtshelfer zusammenstehen müssen? Wenn es nicht mehr auszuhalten ist oder die Kräfte nachlassen, ertönt manchmal ein Stöhnen, ein Schrei im Kreißsaal, der nicht zufällig so heißt. Dem Wort »Kreißsaal« liegt das mittelhochdeutsche »krizen« zugrunde, das Schreien, Kreischen oder Stöhnen, das im 17. Jahrhundert zu »kreißen« wurde.

WAS GESCHIEHT, WENN WIR ESSEN

Stellen Sie sich vor, Sie sind zu einem Essen eingeladen. Sie lassen sich an der festlich gedeckten Tafel nieder, und irgendwann trägt der Ober die Speisen auf. Dann geschieht, noch bevor wir überhaupt einen Bissen zu uns genommen haben, Folgendes: Schon beim Anblick und beim Duft der Speisen läuft uns im wörtlichen Sinne das Wasser im Mund zusammen. Das heißt, unser Körper stellt sich auf das, was kommt, bereits im Vorfeld ein. Nicht von ungefähr sagt man, das Auge esse mit, und die Nase tut ihr Übriges dazu.

Warum uns das Wasser
im Mund zusammenläuft

Was wir da »Wasser im Mund« nennen, das ist der Speichel, der, angeregt durch unsere Sinnesorgane, im Mund vermehrt gebildet wird. Der Speichel bereitet unsere Nahrung so vor, dass sie für den Magen brauchbar ist. Er macht die Nahrung feucht, so dass wir sie leichter zu einem Brei zerkauen können, der im Idealfall zur Hälfte aus Speichel besteht. Und er schließt die Nahrung durch die in ihm enthaltenen Enzyme auf. Das heißt, dass die Verdauung bereits im Mund beginnt.

Selbst wenn wir etwas zu uns nehmen, was nicht gekaut werden muss, wenn wir etwa eine Zigarette rauchen, Alkohol trinken oder uns eine Tablette auf die Zunge legen, gelangen die Wirkstoffe bereits über die Mundschleimhaut in unseren Körper.

Doch zurück zum Speichel. Dieser wird im Wesentlichen von drei Speicheldrüsen gebildet:

‣ von der Parotis, die in der Wange sitzt, dort, wo die oberen Backenzähne liegen,
‣ von der Sublingualis, die, wie der Name schon sagt, ihren Sitz unter der Zunge hat,
‣ und von der sogenannten Submandibularis etwas weiter hinten im Unterkieferbereich.

Die Speicheldrüsen bilden, je nachdem, was wir zu uns nehmen, Speichel von ganz unterschiedlicher Qualität, angeregt durch unser Auge und unseren Geruchssinn und nicht zuletzt durch unsere Erwartungshaltung hinsichtlich dessen, was wir gleich zu essen bekommen werden.

Wie entscheidend diese Signale unserer Sinnesorgane sind, auf die der Mund bereits vor dem ersten Bissen reagiert, wird uns bewusst, wenn wir in einen gezuckerten Krapfen beißen, der nicht wie erwartet mit süßer Marmelade, sondern mit scharfem Senf gefüllt ist. Wir empfinden diese geschmackliche Täuschung als äußerst unangenehm, weil unsere Sinne und die im Vorfeld angeregte Speichelproduktion eben auf süße Marmelade und nicht auf scharfen Senf eingestellt waren.

Zuständig für die Produktion unseres Speichels ist unser psychovegetatives Nervensystem, das dafür sorgt, dass sich unser Körper auf bestimmte Situationen einstellt. Dabei geht unser Nervensystem ökonomisch vor. Um uns auf das konzentrieren zu können, was den Körper gerade erwartet, schaltet das psychovegetative Nervensystem alles aus, was im Moment nicht gefragt ist – wie, um bei unserem Beispiel zu bleiben, die Verdauung von scharfem Senf.

Appetit, ein Lustprinzip der Natur

Der Speichel mit seinen Enzymen hat jedoch nicht nur die Funktion, die Nahrung aufzuspalten und für unseren Magen vorzuverdauen. Er ist auch dafür zuständig, die Geschmacksknospen zu öffnen, die auf unserer Zunge sitzen und uns die Geschmacksrichtungen süß, sauer, salzig, bitter und umami erkennen lassen. Mit anderen Worten: Der Speichel verstärkt unsere Geschmackswahrnehmung. Auch in dieser Hinsicht hat die Natur wunderbar vorgesorgt: Sie koppelt auf diese Weise die Notwendigkeit, dass wir uns ernähren müssen, an den Geschmack. Sie belohnt uns also förmlich dafür, dass wir essen, indem sie uns dabei ein Geschmacks- bzw. ein Genusserlebnis beschert. Denn wir essen nicht aus Vernunft. Wir essen nicht, weil wir uns vollkommen darüber im Klaren sind, dass wir jetzt gerade

Kohlenhydrate oder ganz bestimmte Proteine brauchen, die im Käse stecken, sondern weil wir Appetit, weil wir Lust haben. Das ist unsere Motivation fürs Essen. Schlau, wie die Natur ist, sagt sie uns im Idealfall, dass das, worauf wir in einem bestimmten Moment so unbändige Lust haben, genau das ist, was unser Körper gerade braucht. Und wenn wir uns nicht verführen lassen von einem Überangebot an industriell vorgefertigten Produkten, die in der Regel zu viel Fett, zu viel Zucker, zu viel Salz und Geschmacksverstärker enthalten, dann funktioniert das Lustprinzip beim Essen so, wie Mutter Natur es aus gutem Grund vorgesehen hat.

Doch wenn wir ein Geschmackserlebnis haben wollen, dann müssen wir gut kauen, um genügend Speichel zu produzieren und damit unsere Geschmacksknospen zu öffnen. Wir müssen uns den Bissen sprichwörtlich auf der Zunge zergehen lassen, ihn im Mund hin und her bewegen, um seinen Geschmack voll zur Entfaltung zu bringen.

Wer gut kaut, hat mehr vom Leben

Auch beim Kauen hat die Natur das Lustprinzip beibehalten. Kauen macht Spaß, und wenn Sie wollen, dass Ihr Kind gesunde Dinge isst, dann geben Sie ihm knackiges Obst und knackiges Gemüse, das beim Reinbeißen so richtig schön kracht. Dass wir Menschen tatsächlich empfänglich sind für krachende Geräusche beim Kauen, hängt vermutlich noch mit jenen Urzeiten zusammen, als unsere Vorfahren dazu übergingen, sich neben Beeren und Früchten auch von harten Knollen zu ernähren. Signalisierte ein knackendes Geräusch beim Kauen doch immerhin, dass die Hartfrucht oder Knolle kleinzukriegen, also essbar war. In Zeiten, in denen das moderne Besteck und der

Kochtopf noch lange nicht erfunden waren, hatte das ganz gewiss eine Bedeutung. Dass krachende Geräusche beim Kauen auch heutzutage noch unwiderstehlich sind, können wir im Kino und vor dem Fernseher beobachten, wenn wir Nachos, Cracker und Kartoffelchips zermalmen, deren Produzenten sich dieses Lustprinzip erfolgreich zunutze gemacht haben.

Gut gekaut ist halb verdaut. Doch davon abgesehen werden Zähne, die nicht kauen, in ihrer Verankerung, dem sogenannten Zahnhalteapparat zwischen den Zahnwurzeln und dem Kieferknochen, geschwächt. Das merkt der Zahnarzt, wenn er Zähne zieht. Wenn ein Zahn rausmuss, der schon lange außer Funktion war, weil er keinen Gegenspieler hatte oder so weit vorsteht, dass er nicht im Kaugeschäft war, dann lässt er sich ganz leicht ziehen. Das heißt, dass wir beim Kauen etwas für die Festigung des Zahnes tun und ihn so auch vor einer Lockerung des Zahnhalteapparats bewahren. Es ist bei den Zähnen wie beim übrigen Körper auch: Wenn wir die Beine bewegen und viele Treppen steigen, statt den Fahrstuhl zu benutzen, dann tun wir etwas für unsere Knochen, Muskeln und Gelenke. So sorgt die Natur dafür, dass wir durch den Gebrauch unserer Körperteile nicht so schnell verschleißen und abbauen.

DURCH KAUEN AUS DEM KOMA ERWACHT

Wie sehr das Kauen zu den Vitalfunktionen gehört, zeigt folgende Geschichte, die die Sprachtherapeutin Beatriz Padovan mir einmal erzählt hat. Sie wurde eines Tages zu einer Patientin gerufen, die nach einem Unfall im Wachkoma lag.

Die Patientin knirschte, wie es im Übrigen viele Komapatienten tun, extrem mit den Zähnen. Die einzige Möglichkeit, mit der die Therapeutin diese Verkrampfung lösen konnte, bestand darin, ihr Nase und Mund zuzuhalten, so dass die Patientin aus der beabsichtigt erzeugten kurzfristigen Atemnot den Kiefer öffnen musste. Daraufhin schob ihr Beatriz Padovan eine elastische Kaunudel aus Latex zwischen die Kauflächen, woraufhin die Patientin reflexhaft zu kauen begann. Aufgrund dieser Kaubewegungen erwachte die Patientin schon nach relativ kurzer Zeit. Seit diesem Vorfall wird die Therapeutin des Öfteren zu Komapatienten gerufen und konnte feststellen, dass das Kauen oftmals das Erwachen der Patienten einleitet.

Was wir essen, wie wir essen – kleine Ernährungslehre aus der Steinzeit

Wir müssen uns nicht mehr darüber verständigen, welch hohen Stellenwert Obst, Gemüse und volles Korn in unserem Speiseplan einnehmen. Aber vielleicht gelingt es Ihnen eher, Ihre Ernährungsgewohnheiten wenigstens teilweise umzustellen, wenn Sie sich Folgendes klarmachen: Während der längsten Zeit der Evolution haben wir Menschen die Dinge »integral«, das heißt ganz gegessen, das Korn mit all seinen Bestandteilen wie Keimling, Mehlkörper, Frucht- und Samenschale ebenso wie die Früchte mit ihren Kerngehäusen, Häutchen und Schalen. Und das war – und ist – auch gut so. Denn Obst, Gemüse und volles Korn

▸ besitzen all die gesunden Nährstoffe, die wir benötigen,
▸ trainieren unsere Kaumuskulatur und

▸ setzen unsere Verdauung im Magen-Darm-Trakt in Gang.

Mit anderen Worten: Wenn wir den Apfel ganz essen, dann nehmen wir nicht nur dessen wertvolle Vitamine zu uns, sondern geben zugleich unserer Kaumuskulatur etwas zu tun und bekommen obendrein durch die Ballaststoffe auch alle nötigen Bestandteile mitgeliefert, die wir brauchen, um die Frucht zu verdauen. Kein noch so teures verarbeitetes Produkt, ganz gleich ob grüner Smoothie oder Multivitaminsaft, kann diese drei Eigenschaften von frischem Obst oder Gemüse in sich vereinen.

Wir haben die Wahl, ob wir den Apfel ganz genießen, indem wir ihn gut kauen, oder ob wir nur eilig dessen Saft hinunterstürzen. Bei Letzterem verzichten wir nicht nur auf das Kauen und auf die verdauungsfördernden Inhaltsstoffe, sondern auch auf den vollen Genuss. Uns beim Essen Zeit zu lassen und es voll und ganz zu genießen – danach sollten wir streben in unserem hastigen modernen Leben, das uns in der Eile um seine wahren Qualitäten bringt.

Schule des Schmeckens – zur Entwicklung des Geschmacksempfindens

Wer im zarten Kindesalter häufig mit Pizza und Pommes frites abgespeist wird, wird auch im reifen Alter eine Vorliebe für diese Speisen hegen. Mit Gemüse verhält es sich dagegen eher wie mit klassischer Musik: Je öfter wir es vorgesetzt bekommen, desto eher lernen wir es zu schätzen. Circa acht bis siebzehn Mal müssen wir Brokkoli gekostet haben, bevor wir ihn tatsächlich mögen. Das gilt auch für viele andere Dinge im Leben. Also sorgen wir am besten dafür, dass unsere Kinder die guten Dinge des Lebens möglichst früh kennen- und lieben lernen. Denn das Geschmacksempfinden wird, wie wir gleich sehen werden, schon sehr früh geprägt.

Für das Schmecken sind spezielle Sinneszellen zuständig, die sich auf unserer Zunge sowie in den Schleimhäuten unserer Mund- und Rachenhöhle befinden. Auf der Zunge sind diese Rezeptoren in Geschmacksknospen angeordnet, die wiederum in den sogenannten Geschmackspapillen sitzen. Ein Viertel der Geschmacksknospen befindet sich auf den vorderen zwei Dritteln unserer Zunge, die Hälfte auf dem hinteren Drittel, das restliche Viertel auf dem Gaumensegel, im Nasenrachen, auf dem Kehlkopf und im oberen Teil der Speiseröhre.

Ganz entscheidend für die Entwicklung des Geschmacksempfindens ist die Tatsache, dass Säuglinge und Kleinkinder weitaus mehr Geschmacksknospen haben als Erwachsene. Diese sind im Kindesalter darüber hinaus noch viel weiträumiger im Mundraum verteilt, nämlich auch auf dem harten Gaumen, in der Zungenmitte und in der Lippen- und Wangenschleimhaut. Das bedeutet, dass Kleinkinder in geschmacklicher Hinsicht viel empfindlicher sind als Erwachsene und die unterschiedlichen Geschmacksqualitäten somit auch viel intensiver wahrnehmen. Also wundern Sie sich nicht, wenn Ihr Kind auch bei Speisen das Gesicht verzieht, die Ihrem Empfinden nach »ganz dezent« gewürzt sind.

Im Gegenzug ist Ihr Kind in der Lage, die Süße von Lebensmitteln bereits in ihrer naturgemäß niedrigen Dosierung zu schmecken, so dass es gar nicht nötig ist, die Milch, den Brei, den Naturjoghurt oder die frischen Erdbeeren nachzuzuckern.

Dass wir Menschen so sehr auf Süßigkeiten stehen, ist ein Relikt aus unserer evolutionären Vergangenheit. Denn

Süßes signalisiert uns, dass wir es mit einer energiereichen Kost zu tun haben, die uns groß und stark macht. Das zu wissen war in Zeiten, als die Nahrungsmittelressourcen noch knapper waren, von überlebenswichtiger Bedeutung. Wir identifizieren also mit Hilfe unserer Geschmackssensoren Nahrungsmittel, die für uns lebensnotwendig und daher gut sind. Dagegen schrecken wir in aller Regel vor Bitterstoffen zurück, was auch unsere Vorfahren schon davor geschützt hat, ungenießbare, giftige Pflanzen zu essen.

Die unterschiedlichen Geschmacksknospen informieren uns darüber, ob etwas süß, sauer, salzig, bitter oder umami schmeckt. Umami, die fünfte Geschmacksqualität, wurde 1908 von einem Japaner entdeckt und bedeutet auf gut Deutsch »würzig im Geschmack«. Der fleischige Umami-Geschmack signalisiert uns: Hier kommt proteinhaltige Kost. Und die benötigen wir unbedingt. Verantwortlich für diese Geschmacksqualität ist die Glutaminsäure, eine Aminosäure, die vor allem in Käse, Fleisch, Pilzen und Tomaten vorkommt. Und in der Muttermilch! Kein Wunder also, dass Kinder von Geburt an auf süß und umami gepolt sind. Das erklärt auch ihre innige Liebe zu Tomatenketchup, der diese beiden Geschmacksrichtungen perfekt miteinander verbindet.

Auch im Erwachsenenalter neigen wir noch gerne dazu, an seligen Kindheitserinnerungen festzuhalten, die oftmals an Geschmackserlebnisse gekoppelt sind. Und so erklärt sich wohl auch der Siegeszug der Maggi-Würze, die jahrzehntelang auf keinem deutschen Esstisch fehlen durfte. Der biotechnisch hergestellte Geschmacksverstärker enthielt ebenjenes Glutamat, das als Salz (der Glutaminsäure) der Suppe ihre Würze gab. Und auch heute finden sich Geschmacksverstärker in fast allen verarbeiteten Lebensmitteln, die im Supermarkt zu kaufen sind.

Die Anzahl der Geschmacksknospen ist von Mensch zu Mensch verschieden, doch bei uns allen nimmt sie mit zunehmendem Lebensalter ab. Ich erinnere mich noch lebhaft an meine sechsundneunzig Jahre alte Großtante, die sich stets bitterlich darüber beklagte, dass der Kaffee »heutzutage« einfach nicht mehr so gut schmecke wie früher. So sind wir als Erwachsene mit der sinkenden Anzahl an Geschmacksknospen anfällig dafür, recht schnell und vielleicht immer öfter zu Salz- und Pfefferstreuer oder anderen Würzmitteln zu greifen. Kinder haben das naturgemäß nicht nötig, und wir sollten sie auch so lange wie möglich davor bewahren. Denn wir gewöhnen uns schneller als gedacht an zu viel Salz, zu viel Zucker und zu viel Fett. Mit zunehmender Menge stumpfen unsere Geschmacksknospen ab und verlangen nach immer mehr.

Erwiesenermaßen beginnt die Geschmacksprägung jeden Kindes bereits im Mutterleib. Denn das, was die werdende Mutter zu sich nimmt, beeinflusst den Geschmack des Fruchtwassers, von dem das Ungeborene zu Übungszwecken, wie wir gesehen haben, schon reichlich kostet. Auch in die Muttermilch gehen die Aromen dessen über, was die Stillende zu sich nimmt, und so bevorzugen Babys nach dem Abstillen jene Nahrungsmittel, die sie bereits mit der Muttermilch bekommen haben und von daher bestens kennen.

Im Laufe der Kinder- und Jugendjahre reift unser Geschmacksempfinden nach. Ich selbst kann mich noch gut daran erinnern, wie ich zum ersten Mal in den Genuss einer Olive kam, damals eine Frucht, die normalerweise nicht auf dem Speisezettel meiner norddeutschen Eltern stand: Sie schmeckte für mein kindliches Empfinden wie ein Stück Seife, weil ich ihr kräftiges Aroma mit nichts in Verbindung bringen konnte, was ich bis dahin gegessen hatte. Heute gehören Oliven zu meinem täglichen Brot.

Genießen will gelernt sein

Ich selbst weiß die guten Dinge des Lebens sehr zu schätzen, und so gehe ich zweimal im Jahr in ein kleines Pralinengeschäft (jawohl, auch Zahnärzte naschen gern!), in dem die Blätterkrokanteier, die Champagnertrüffel und andere Köstlichkeiten noch einzeln von Hand hergestellt werden. Wenn schon Süßes, dann von allererster Güte, heißt meine Devise. In ebenjenem kleinen Laden bekam ich selbst einmal eine wunderbare Lektion über die hohe Kunst des Genießens erteilt. Da ich Stammkunde bin, bot mir die Verkäuferin eines Tages eine Kostprobe von einer neuen Pralinenkreation an, die sie mir auf einem kleinen Silbertablett über die Theke reichte. Ich nahm das delikate Stück, schob es mir in den Mund und fing an zu kauen. »Halt, halt!«, rief die Pralinenverkäuferin entsetzt. »Nicht zerbeißen! Sie müssen sich die Praline gaaanz, gaaanz langsam auf der Zunge zergehen lassen. Sie müssen sie erst einmal in Ihrem Mund zum Schmelzen bringen, damit die Schokolade auch ihr ganzes Aroma entfalten kann. Und das tut sie erst bei Körpertemperatur. Und wenn Sie noch mehr Genuss davon haben wollen, dann schließen Sie am besten auch noch die Augen.« Nach diesen Worten reichte sie mir noch eine weitere Praline, und so kam es, dass ich mit geschlossenen Augen eine geraume Weile in dem Pralinenladen stand und tatsächlich die ganze Welt um mich herum vergaß. So bescherte mir die Pralinenverkäuferin ein Geschmackserlebnis, das ich nie mehr vergessen sollte. Und wenn ich heute in die Pralinenschachtel greife, dann lasse ich mir die kleinen Köstlichkeiten mit geschlossenen Augen auf der Zunge zergehen …

Alte und neue Wege beim Essen

Das Spontane, Unmittelbare macht oft Spaß: mal so richtig reinhauen beim Essen, mal eine ganze Tafel Schokolade verputzen, im Biergarten ein Weißbier trinken. Hin und wieder, vor allem in jungen Jahren, stecken wir das ganz gut weg. Doch wenn wir uns beobachten und auf unser Körpergefühl hören, werden wir feststellen: Das eine oder andere tut uns einfach nicht gut. Wir sind am nächsten Tag nicht mehr so leistungsfähig.

Wenn ein bestimmtes Konsumverhalten zur Gewohnheit wird und Sie merken, dass Ihnen das nicht gut bekommt, dann versuchen Sie, daraus Konsequenzen zu ziehen und wieder auf einen normalen Weg zu kommen. Eine Möglichkeit, wie Ihnen das gelingen kann, besteht darin, sich Ihr Essverhalten bewusst zu machen, um es dann neu einzuüben und schließlich unbewusst richtig zu machen. Wäre das nicht ein guter Weg?

Gesundheit beginnt bei Ihrem eigenen Verhalten. Sie können steuern, was Sie essen. Sie können aber auch steuern, *wie* Sie essen. Ob Sie Ihre Mahlzeit hastig im Stehen hinunterschlingen oder ob Sie sie in aller Ruhe am Tisch sitzend genießen, ist Ihre eigene Entscheidung. Und Sie wissen zweifellos selbst am besten, zu welcher Kategorie von Essern Sie gehören. Viele Menschen leiden nach jeder Mahlzeit an einem Völlegefühl, das ihnen für den Rest des Tages jegliche Energie raubt. Andere müssen häufig aufstoßen, und wieder andere haben mit Sodbrennen zu kämpfen. Doch wenn wir wissen, was rein physiologisch beim Essen geschieht, dann wissen wir auch schon, was wir verändern können, damit es uns in Zukunft bessergeht.

Doch grau ist alle Theorie. Deshalb möchte ich Ihnen auf Ihrem Weg zu einer gesünderen Lebensweise eine ganz einfache Übung empfehlen, die Sie in die Lage versetzt, am eigenen Körper hautnah zu erleben, was ich oben ausführlich geschildert habe: was genau beim Essen geschieht.

MÖHREN-MEDITATION

Nehmen Sie sich eine schöne Möhre und setzen Sie sich damit bequem an Ihren Esstisch. Beißen Sie nun ein Stück von der Möhre ab und kauen Sie den Bissen ausgiebig. Nehmen Sie dabei einmal ganz bewusst wahr, wie Ihre Kiefermuskulatur arbeitet, wie es beim Kauen anfänglich knackt, wie sich die Konsistenz des Möhrenstücks allmählich verändert und wie Sie das Gekaute in Ihrem Mund hin und her bewegen. Erleben Sie, wie der Bissen immer süßer schmeckt, je länger Sie ihn kauen. Achten Sie darauf, was Ihre Zunge dabei macht, und nehmen Sie das Vakuum wahr, das beim Hinunterschlucken des Bissens in Ihrem Mund entsteht.
Das war's schon. Mehr müssen Sie nicht tun. Denken Sie nur einfach gelegentlich an diese einfache Übung zurück, wenn Sie wieder einmal an Völlegefühl, Aufstoßen oder Sodbrennen leiden.

WAS GESCHIEHT, WENN WIR SPRECHEN

Die Königsdisziplin unseres Mundes ist das Sprechen. Dank dieser Fähigkeit können wir uns über relativ komplexe Zusammenhänge austauschen. Das Sprechen gehört so selbstverständlich zu unserem Leben, weil wir uns diese Fähigkeit von klein auf zunutze machen. Folglich machen wir uns auch nicht klar, was alles nötig ist, um auch nur ein einziges Wort hervorzubringen.

Wie Laute entstehen

Obwohl wir Menschen die einzigen Lebewesen sind, die sprechen können, besitzen wir kein eigens dafür zuständiges Organ. Stattdessen setzen wir wie beim Essen so auch bei der Lautbildung die vier Grundfunktionen des Atmens, Saugens, Kauens und Schluckens ein, um über den Kehlkopf und die Stimmlippen Laute zu erzeugen, die wir mit Hilfe des Mundes unterschiedlich formen. Das Sprechen ist also eine hinzugekommene Funktion, die auf den vier Basisfunktionen beruht. Allerdings hat die Evolution bis zum Homo erectus noch einige anatomische Veränderungen vorgenommen, die für das Sprechen unabdingbar sind. So haben wir Menschen einen vergrößerten Rachenraum sowie vergrößerte Nasennebenhöhlen, die uns als Resonanzkörper dienen. Auch die Absenkung unseres Kehlkopfes sowie die Aufwölbung des Gaumens waren nötige Veränderungen. Sie geben unserer rund geformten Zunge die Bewegungsfreiheit, die sie braucht, um differenzierte Laute zu bilden.

Ganz einfach ausgedrückt, kann ich einen Vokal sagen, beispielsweise »a«. Ich kann aber auch »am« oder »ab« sagen. Das heißt, ich kann den Laut (das Phonem) »a« bilden und diesen mit Hilfe meines Mundraums, meiner Lippen, meiner Zunge und meines Luftstroms verändern, variieren und differenzieren. Da sind zunächst einmal die Vokale: Das A ist breit, das E ist noch breiter, das I ist eng und in der Tonlage sehr hoch, das O ist rund, das U etwas enger und in der Tonlage zwischen dem O und dem E angesiedelt.

Auf diese Weise entstand im Laufe der Menschheitsentwicklung eine codierte Kommunikationsform, die aus Phonemen besteht, aus Lauten, die überall auf der Welt gleich sind. Neben den Selbstlauten, den oben bereits genannten Vokalen, entstanden so auch die Mitlaute, die Konsonanten, die sich durch

▸ die Stimmbeteiligung (stimmhaft oder stimmlos),
▸ den Artikulationsort und
▸ die Artikulationsart

voneinander unterscheiden.

So gibt es, je nach Artikulationsart etwa plosive (p), nasale (n) oder frikative, also Reibelaute (f), je nach Artikulationsort etwa die mit beiden Lippen gebildeten bilabialen (b, p, m), die mit Lippen und Zähnen gebildeten labiodentalen (f, w) oder die am oberen Zahndamm gebildeten alveolaren Laute (t, s) und viele andere mehr.

Kombiniert man die drei Kategorien, so ergibt sich beispielsweise für das M in dem Wort Mama ein stimmhaft bilabialer Nasallaut.

Wenn man nun bedenkt, wie viele Lautkombinationen sich aus den drei genannten Kategorien bilden lassen, dann wird schnell klar, wie hoch differenziert unser Sprachvermögen ist.

Mein kleiner grüner Kaktus

Wie unsere Atmungsorgane und unser Mundraum an der Lautproduktion beteiligt sind, lässt sich sehr anschaulich an dem Wort Kaktus nachvollziehen. Zur Bildung des K zieht sich der Brustkorb zusammen, der Kehlkopf schiebt sich leicht nach oben, und unser Zungenrücken legt sich an das Ende des harten Gaumens. Zur Bildung des anschließenden A öffnet sich der Unterkiefer, die Zunge muss sich senken, und unser Zwerchfell sorgt dafür, dass unsere Lunge Luft durch die Luftröhre ausstößt (Aha!) und dabei unsere Stimmbänder in Schwingungen versetzt.

Beim nächsten K muss sich der Zungenrücken wieder an den harten Gaumen bewegen, und beim folgenden T wird die Zungenspitze aktiv, die nun an den vorderen Gaumen stößt. Zur Erzeugung des U schiebt sich unser Unterkiefer leicht nach vorn, und unsere Lippen formen sich zu einer runden Öffnung. Erneut sorgt das Zwerchfell dafür, dass der Vokal durch die in Schwingung versetzten Stimmbänder nach außen gelangt. Das abschließende S bilden Zunge und vorderer Gaumen, die sich nähern, so dass der wiederum vom Zwerchfell angestoßene Atem stimmlos, dental und frikativ entweicht.

Sie sehen also, wie hochkomplex das Zusammenspiel unserer Atmungs- und Verdauungsorgane schon sein muss, um so ein kurzes Wort wie Kaktus auszusprechen. Dabei haben wir die Nase völlig außer Acht gelassen, weil der Kaktus nun mal keinen Nasallaut enthält.

Vor dem Sprechen:
Atmen, Saugen, Kauen, Schlucken

Dass wir Menschen sprechen können, liegt, wie wir gesehen haben, zum einen an der Anatomie unseres Mund-Rachen-Raums, zum anderen daran, dass wir atmen, saugen, kauen und schlucken können. Diese vorsprachlichen Funktionen sind es, die es uns ermöglichen, Laute und Worte zu bilden. So können wir im Umkehrschluss also davon ausgehen, dass Sprechfehler dann entstehen, wenn wir an einer Zahn- oder Kieferfehlstellung leiden oder Probleme mit einer dieser vorsprachlichen Funktionen haben. Es kann beispielsweise sein, dass wir falsch schlucken. Oder wir atmen falsch, weil wir Mundatmer sind und deshalb die Lippen kaum zusammenbringen. Sprechprobleme sind daher entweder anatomisch bedingt oder vor-

sprachlicher Natur. Aus diesem Grund arbeitet die Logopädin Beatriz Padovan vor allem mit den Mundfunktionen
und der Atmung.

OHNE WORTE – DIE ERSTAUNLICHEN METHODEN DER BEATRIZ PADOVAN

Beatriz Padovan, der wir vor allem im Übungsteil dieses Buches noch begegnen werden, arbeitet als Sprachtherapeutin
in São Paulo in Brasilien. São Paulo ist mit 21 Millionen
Einwohnern eine der größten Städte der Erde und aufgrund
ihrer Geschichte durch ihre vielen Einwanderer geprägt.
Waren es im 16. Jahrhundert noch vornehmlich Einwanderer
aus dem Ursprungsland der portugiesischen Konquistadoren,
die zusammen mit ihren Sklaven vom afrikanischen Kontinent
nach São Paulo kamen, so waren es aufgrund einer geziel-
ten Einwanderungspolitik am Ende des 19. Jahrhunderts vor
allem Italiener, Japaner, Deutsche, Spanier, Türken und Liba-
nesen, die dort ihr Glück versuchten. In zwei weiteren Ein-
wanderungswellen nach den beiden Weltkriegen kamen
noch zahlreiche Menschen u. a. aus Armenien, Litauen, Russ-
land, der Ukraine und aus Polen hinzu. Von daher ist es nicht
verwunderlich, dass auch die Patienten von Beatriz Padovan
aus unterschiedlichen Ländern kommen und unterschiedliche
Sprachen sprechen.

Eines Tages sitzt die Sprachtherapeutin einer russischen Mutter gegenüber, deren sechs Jahre alte Tochter sie behandeln
soll, weil diese einfach nicht spricht, obwohl sie ansonsten in
jeglicher Hinsicht ihrem Alter gemäß entwickelt ist. Als die
russische Mutter erfährt, dass Beatriz Padovan kein Russisch
spricht, ist sie ganz verzweifelt. Dann war ja die weite Reise

nach São Paulo ganz umsonst, denkt sie und rauft sich die Haare angesichts der hohen Kosten auch für die Unterkunft und den weiteren Aufenthalt in der Metropole. Da sie sich nur bruchstückhaft verständigen können, zieht Beatriz Padovan es schließlich vor, einfach mit der Behandlung zu beginnen und der verzweifelten Mutter auf diese Weise zu zeigen, worum es eigentlich geht. Sie bedeutet ihr, dass ihre Tochter alles mitbringt, was sie für das Sprechen braucht: Atem, Stimmbänder, mit denen sie Laute erzeugen kann, und einen Mund, der auch alles hat, was für die sprachliche Artikulation notwendig ist. Das ist in erster Linie eine Zunge, das sind Lippen, Zähne und Gaumen und eine gut funktionierende Kaumuskulatur. Beim Kauen eines Kekses zeigt sie ihr, dass die Bewegungen, die dabei vollführt werden, denen des Sprechens zum Verwechseln ähnlich sind. Dann nimmt sie einen Löffel und erinnert daran, wie die Lippen ihn umgreifen, um die Speise aufzunehmen. Schließlich bringt sie das sechs Jahre alte Kind dazu, einen Laut von sich zu geben: *aaaaaaaaaaaa*. Dann nimmt sie behutsam beide Lippen des Kindes, legt sie aufeinander, öffnet sie wieder, schließt sie wieder und öffnet sie wieder. Und was kommt dabei heraus? Mamamama. Die Mutter ist zu Tränen gerührt. Später nimmt Beatriz Padovan einen Holzspatel und bearbeitet dieses *aaa* weiter hinten am Gaumen, indem sie vorsichtig die Zunge anhebt und den Zungen-Gaumen-Kontakt hinten ermöglicht: ka-ka-ka-ka. Zwischendurch unterbricht sie ihre Arbeit und erklärt der Mutter, worum es im Wesentlichen geht: Die verschiedenen Artikulationskontakte, die das Kind selbst noch nicht steuern und beherrschen kann, werden durch entsprechende Anbahnung ermöglicht. Damit ist auch schon der Kern der Padovan-Methode erklärt: Die Eigenbewegungen des Patienten, die vom Weg abgekommen sind oder noch gar nicht richtig etabliert sind, werden gestützt und geführt. Wie durch eine Leitplanke werden die Lippen-, Zungen- und Kaumuskeln stimuliert und auf die richtige Bahn gebracht. Die stützenden Hilfestellungen sind gleichzeitig auch ein Schutz vor dem Abgleiten in die falsche Bewegung. Dabei folgt die Sprachtherapeutin den natürlichen Entwicklungsstufen des Spracherwerbs, wobei die untere Stufe die Vorbereitung für die nächste ist. Durch Wiederholung dieser Schritte wird das Gelernte automatisiert und im zentralen Nervensystem als Impulsmuster integriert und fixiert.

Zum Schluss erklärt Beatriz Padovan der Mutter, dass sie während der ganzen Behandlungszeit nichts weiter zu tun habe, als ihrer Tochter das richtige Atmen, Saugen, Kauen und Schlucken beizubringen. Dazu sei es nötig, nicht nur mundmotorische, sondern auch körpermotorische Übungen durchzuführen. Denn bekanntlich beginnt das Sprechen unten im Bauch, wenn wir bei der Ausatmung das Zwerchfell betätigen. Das sei nun ihre Aufgabe während der nächsten Tage und Wochen. Dabei könne man ruhig auch das eine oder andere portugiesische Wort verwenden, egal, die Hauptsache sei, dass Laute, Phoneme gebildet würden, die das Kind dann später auch in ihrer russischen Muttersprache artikulieren könne. Das Ergebnis zeigt sich einige Wochen später: Das Kind beginnt zu sprechen, als hätte es nur auf diesen Impuls gewartet.

Ganzheitliche logopädische Ansätze beschränken sich allerdings nicht nur auf die vorsprachlichen Funktionen Atmen, Saugen, Kauen und Schlucken. Sie stellen darüber hinaus eine Verbindung zwischen den drei Grundkomponenten Gehen–Sprechen–Denken her und beziehen deshalb die natürlichen Bewegungsabläufe des gesamten Körpers mit ein, die wir als Menschen vom Rollen über das Kriechen, Krabbeln und den Bärengang bis hin zum aufrechten Gehen durchlaufen. So betrachtet die Schweizer Logopädin Susanne Codoni die Sprechfähigkeit ähnlich wie ihre brasilianische Kollegin als gesamtkörperliche Aktivität und bezieht in ihrer sogenannten k-o-s-t-Methode (körperorientierte Sprachtherapie) den gesamten Körper von den Füßen bis zum Kopf in die Behandlung von Sprechstörungen ein.

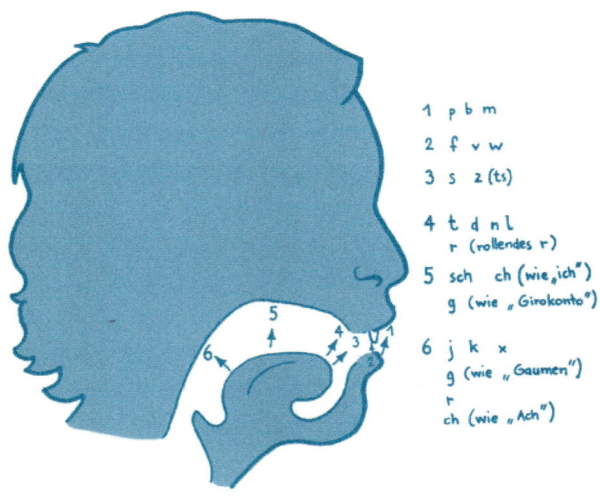

1 p b m

2 f v w

3 s z (ts)

4 t d n l
   r (rollendes r)

5 sch ch (wie „ich")
   g (wie „Girokonto")

6 j k x
   g (wie „Gaumen")
   r
   ch (wie „Ach")

Abb. 4 Die Artikulationspunkte, an denen bei der Lautbildung die Konsonanten entstehen, werden auch beim Schluckvorgang aktiviert.

3. WIE MUND UND PSYCHE ZUSAMMENHÄNGEN

Unsere Mundfunktionen garantieren nicht nur unser physisches Überleben. Mit dem Mund drücken wir auch die Grundemotionen aus, die unsere Psyche bestimmen: Angst, Freude, Trauer, Abscheu, Zorn und Erstaunen. Sichtbar wird dies an unserem Mienenspiel, bei dem sich das meiste im unteren Teil unseres Gesichtes, d. h. rund um die Mundregion abspielt. Im Wort Emotion steckt »motion«, die Bewegung als Gefühlsregung, die umso deutlicher zum Ausdruck kommt, je markanter und feiner unsere mimischen Muskeln diese bewerkstelligen. Und darin ist die Mundpartie, insbesondere der Ringmuskel der Lippen im Zusammenspiel mit den Kaumuskeln, nicht zu überbieten. Gemeinsam legen sie eine Virtuosität an den Tag, die wir sonst nur von den Händen kennen. Wer die Performance von Mund und Händen perfekt beherrscht, kann – ohne ein einziges Wort zu sagen – ganze Geschichten erzählen.

WENN ES UNS DIE SPRACHE VERSCHLÄGT

Sprachprobleme können auch psychische Ursachen haben, wie die folgende Geschichte zeigt. Und wenn die Psyche allzu sehr im Vordergrund steht, dann können auch Korrekturen der vorsprachlichen Funktionen nicht mehr viel ausrichten. Dann hilft am ehesten ein Gespräch mit einem Psychotherapeuten, sofern dies – aus mundmotorischen Gründen – überhaupt möglich ist.

Den Versicherungskaufmann, der eines Tages in meine Praxis kam, kannte ich bereits von einem Beratungsgespräch, und mir fiel ein, dass ich mich schon damals gefragt hatte, warum um alles in der Welt er beim Sprechen den Mund nicht richtig aufmachte und so fürchterlich durch die Zähne zischte. Tatsächlich war er zu mir in die Praxis gekommen, weil er beim Reden den Mund nicht mehr richtig aufbekam und buchstäbliche Krämpfe hatte. Ich behandelte ihn mit einem Gerät, das die Muskeln durch magnetische Schwingungen wieder entspannt und lockert, was ihm kurzfristig auch etwas Linderung verschaffte. Doch er kam immer wieder zu mir, weil er die Verkrampfungen auf Dauer einfach nicht loswurde. Letztlich hatte ich nur eine Erklärung für dieses Phänomen: dass der Versicherungskaufmann unter Zweifeln litt und in seinem Beruf nicht glücklich war. Erst eine Überweisung an einen Psychotherapeuten und eine Veränderung der gesamten Lebensumstände konnten diesem Mann die Sprache zurückgeben.

Vom Ursprung der Grundemotionen

Bemerkenswert ist, dass die Grundemotionen in der Summe mehr von den sogenannten zirkumoralen (auch Nasen-)Muskeln Gebrauch machen als von den Muskeln der Augen- und Stirnpartie. Dass Freude, Trauer oder Wut mit der Mundmimik eindeutiger ausgedrückt werden, kann man feststellen, wenn man auf Fotos von emotional bewegten Gesichtern wechselweise die Augen- und die Mundpartie verdeckt. Ob wir weinen oder lachen, lässt sich an der Augenpartie allein nicht unbedingt unterscheiden, zumal wir in beiden Fällen Tränen vergießen können.

Und Vermummte kommen uns unheimlich vor, weil sie durch den verdeckten Mund emotionslos oder gefühlskalt wirken. Das ist umso erstaunlicher, als die Augen letztlich verraten, wer wir tatsächlich sind. Sie werden zur Anonymisierung von Fotos mit einem schwarzen Balken versehen.

Vor einiger Zeit stand zur biometrischen Identifizierung, die bisher über den Fingerabdruck erfolgt, auch eine computergestützte Gesichtserfassung zur Debatte. Dafür wurden charakteristische Erkennungsmerkmale anhand von Punkten bestimmt, die sich auf dem Gesicht verteilten. Die dichteste Punkteansammlung fand sich um die Mundwinkel herum, was darauf schließen lässt, dass dort die kleinsten und feinsten mimischen Veränderungen möglich sind.

In einer seiner letzten Arbeiten wies Sigmund Freud darauf hin, dass der Mund als erstes Organ als erogene Zone auftritt. Die ersten Unterscheidungen von Ich und Nicht-Ich, von Innen und Außen ereignen sich hier. Die Psyche des Kindes sei, so Freud, die Antwort auf dieses physische Einverleiben und psychisch Einnehmende des anderen (Dinge und Menschen). Damit sind wir auch schon bei den Grundemotionen. Wie und wann diese genau entstanden sind, ist letztlich nicht genau zu klären. Naheliegend aber dürfte die Idee von der Einheit leibseelischer Phänomene sein. Sie gründet auf der Vorstellung, dass alles Erlebte und Empfundene zugleich körperlicher und seelischer Natur ist.

Und wenn es ums Essen geht, hört der Spaß schnell auf. Das kann ich gerade an meinen Enkelkindern beobachten. Eitel Sonnenschein herrscht angesichts der reichlichen Brombeerernte, doch wenn es ans Verteilen der streng rationierten Gummibärchen geht, dann gehen die Mundwinkel schnell nach unten. Kein Wunder, denn die Grundemotionen, die wir im Laufe der Evolution entwickelt haben, fangen alle mit der Ernährung an. Solange wir als satte Säuglinge wunschlos zufrieden sind, ist alles in bester Ordnung. Doch die sogenannte präambivalente orale Phase währt nicht lange, dann beginnen sich schon bald die ambivalenten Werte »angenehm« und »unangenehm« aus dem wohligen Gestilltsein und dem hungrigen Schreien herauszubilden. So dürften die ersten beiden Grundempfindungen »Trinken = gut«, »kein Trinken = schlecht«, »Mama (Brust) = gut, »keine Mama = schlecht« allmählich zum ersten Emotionspaar der Freude und Trauer heranreifen.

Da die Mundfunktionen mit den Grundfunktionen, den essenziellen Bedürfnissen der Nahrungsaufnahme, verknüpft sind, entwickeln sich mit ihnen auch unsere Emotionen. Was uns emotional bewegt, hat letztendlich damit zu tun, ob und wie unsere Wünsche, unsere Sehnsüchte sich in unserem Leben erfüllen. So ist unsere ganze Existenz davon geprägt, wie und mit welchen Gefühlen wir sie erleben. Im Spannungsfeld zwischen dem angestrebten Idealzustand und der Wirklichkeit werden wir ständig hin und her bewegt, je nachdem, was oder wer uns begegnet, behindert, begeistert, ärgert, ängstigt, erstaunt oder anwidert. Und so reicht unsere Gefühlsskala von himmelhoch jauchzend bis zu Tode betrübt. Dabei geht es zwar im Kern zunächst immer um das nackte Überleben, um unsere Existenz, um Essen und Trinken. Dabei bleibt es aber nicht, es geht um mehr. Wir wollen mehr, begehren dies und das, den- oder diejenige, wir wollen besitzen und beanspruchen (auch Mittel und Macht), geachtet und geliebt werden.

Ein wichtiges, vielleicht das wichtigste (Über-)Lebensgefühl ist die Angst. Sie geht auf die Urangst zurück, nichts mehr zu essen zu haben, von wilden Tieren gefressen oder von sonstigen Feinden getötet zu werden, geliebte Menschen, Haus und Hof zu verlieren. Am Ende steckt hinter all unserem Tun die Angst, das zu verlieren, was zum Leben dazugehört, das Lebensnotwendige ebenso wie den Luxus und all das, was es schön und damit lebenswert macht.

So drehen sich die großen Gefühle um das Leben schlechthin und bewegen uns immer dort und dann, wenn wir gerade auf der Schattenseite stehen, uns im Abseits befinden. Emotionen kommen auf, sobald wir gewahr werden, dass wir uns etwas oder jemanden herbeiwünschen, uns nach Sicherheit, Ruhe, den schönen Dingen und nach Glück sehnen. Bezeichnenderweise kommen wir schnell wieder auf den Mund (und auf den Hund), wenn uns negative Emotionen plagen. Enttäuschte Gefühle und Erwartungen, Entbehrungen, Verdrossenheit, Verzweiflung und Verletzungen verdrängen oder betäuben wir vorzugsweise auf orale Weise. Wir ertränken den Kummer in Alkohol, futtern gegen den Frust und betäuben unsere Sinne, bis wir süchtig werden. Natürlich lösen wir durch diese oralen Ersatzbefriedigungen die Probleme nicht. Wir lindern aber unser Leiden und die emotionale Leere, wenigstens vorübergehend. Und dafür bietet die Mundhöhle nun mal die lustvollsten, verführerischsten und verbotensten Möglichkeiten.

Verräterische Mundpartie

Wie sehr unsere Psyche mit unserem Mund zusammenhängt, wird augenfällig, wenn wir lachen oder weinen. Noch bevor diese Gefühlsregungen unsere Augenpartie erreichen, lassen sie sich bereits in aller Deutlichkeit an unserer Mundpartie ablesen. Dafür verantwortlich sind die zahlreichen kleinen Muskeln, die einen ganz wesentlichen Anteil an unserer Mimik haben. Das sind vor allem unsere Lippen, die maßgeblich aus Muskelgewebe bestehen und in der Fachsprache als Ringmuskel bezeichnet werden. Dieser Ringmuskel kann sich öffnen und schließen und wird seinerseits von anderen umgebenden Muskeln, vor allem in den Mundwinkeln, bewegt und beim Lachen nach oben oder beim Weinen nach unten gezogen. Den Schmollmund, den wir ziehen, wenn wir beleidigt sind, verdanken wir übrigens dem Kinnmuskel, der unsere Unterlippe nach oben schiebt und wölbt.

Wenn Sie einen Maler fragen, was schwieriger zu zeichnen ist, Auge oder Mund, so wird er Ihnen bestätigen, dass die Mundpartie ihm in aller Regel mehr zu schaffen macht. Auch Schauspieler bestätigen mir immer wieder, dass die Mundpartie beim Mienenspiel am schwierigsten zu kontrollieren ist. Und mir fällt jene Szene ein, als Bill Clinton, der ehemalige amerikanische Präsident, vor versammelter Presse nach seiner Affäre mit seiner Praktikantin gefragt wurde. Er stritt alles ab, sagte nein, natürlich wäre da nichts. Dann kehrte er zu seinem Platz zurück. Die Kamera folgte ihm noch, so dass man sehen konnte, wie er sich auf die Lippe biss. Er hatte gelogen, doch die Körpersprache, sein Mund hatte ihn letztlich verraten.

Wenn wir öffentlich in die Enge getrieben werden oder eine schlimme Nachricht erhalten und darum bemüht sind, Contenance zu bewahren, dann sind es unsere Lippen, die wir am schwierigsten kontrollieren können. Ohne unser bewusstes Zutun fangen sie an zu beben. Und wenn wir wütend sind, dann ziehen wir die Lippen zu einem dünnen Strich zusammen und signalisieren damit unserem Gegenüber, dass da kein Durchkommen mehr ist.

Unsere Grundstimmung schlägt sich also nicht nur in unserer Körperhaltung, sondern auch in unserer Mimik nieder und lässt sich fast mehr noch an unserer Mundpartie als an den Augen ablesen.

WAS GESCHIEHT, WENN WIR LACHEN

Norman Cousins, ein amerikanischer Wissenschaftsjournalist, litt an einer äußerst schmerzhaften chronischen Entzündung seiner Wirbelsäule. Seine Aussichten auf Heilung waren den Ärzten zufolge denkbar schlecht. Da Cousins wusste, wie sehr sich negative Gefühle auf die Gesundheit auswirken, probierte er im Umkehrschluss, sich selbst zum Lachen zu bringen, indem er sich systematisch Slapstickfilme verordnete und sich aus lustigen Büchern vorlesen ließ – mit dem verblüffenden Ergebnis, dass seine Schmerzen nach den mehrminütigen Lachanfällen jedes Mal nachließen und seine Entzündungen an der Wirbelsäule im Lauf der Zeit signifikant zurückgingen. Seine Autobiografie, in der er die eigens entwickelte Lachtherapie und ihre Wirkung beschrieb, erregte Ende der 1970er Jahre nicht nur viel Aufmerksamkeit, sondern führte zur Begründung einer neuen Wissenschaft, der Lachforschung, im Fachjargon Gelotologie genannt. Auch in Deutschland engagieren immer mehr Krankenhäuser Klinikclowns und bieten Lachtherapien an, weil man inzwischen um die heilsame Wirkung des Lachens weiß.

Warum Lachen (nicht nur)
den Kreislauf reguliert

Physiologisch betrachtet geschieht beim Lachen Folgendes: Wir atmen ruckartig aus. Dafür ist unser Zwerchfell verantwortlich, das bei diesem Vorgang hochgedrückt wird. Direkt über dem Zwerchfell und mit diesem verbunden ist die Leber, die für ihre Stoffwechseltätigkeit ständig 20 Prozent unseres Blutes enthält. Wenn wir lachen, wird auch die Leber richtig durchgewalzt. Dadurch wird der Kreislauf angeregt, so dass mehr Blut in Umlauf gelangt und unsere Gehirnzellen besser mit Sauerstoff versorgt werden. Deshalb sind wir, wenn wir lachen, augenblicklich hellwach. Da wir beim Lachen viel ausatmen, müssen wir natürlich auch wieder viel einatmen. Durch die deutlich gesteigerte Atemkapazität bekommen wir noch mehr Sauerstoff, der auch in den Bronchien zu einem erhöhten Gasaustausch führt.

Lachen wirkt sich wellenförmig auf unsere gesamte Muskulatur aus. Besonders betroffen sind die flachen Muskeln des Gesichtes, insgesamt siebzehn an der Zahl. Das Erkennungsmerkmal des typischen Lachausdrucks haben wir hauptsächlich den beiden länglichen Muskeln zu verdanken, die über das Jochbein verlaufen und die Mundwinkel nach oben und hinten ziehen. Ein willkommener kosmetischer Begleiteffekt des Lachens ist eine rosigere Gesichtsfarbe, die von der besseren Durchblutung herrührt.

Dass Lachen wie im Fall von Norman Cousins gegen Schmerzen helfen kann, liegt daran, dass dabei die Skelettmuskeln stark angespannt werden, um sich allmählich dauerhaft wieder zu entspannen. So lässt sich gut nachvollziehen, dass einige Arten von Schmerzen, die mit einer anhaltenden Muskelspannung einhergehen, verschwinden

können, sobald man sich lachend entspannt. Paul Mc-
Ghee, ein Pionier der Lachforschung, konnte beobachten,
dass Lachen die Schmerzempfindlichkeit senkt. Und weil
Lachen so natürlich und einfach zu haben ist, ist es das
beste und billigste Gesundheitselixier überhaupt. Es eröff-
net uns Quellen der Selbstheilung, die im normalen Alltag
leider viel zu wenig genutzt werden.

Im Übrigen hat Lachen auch eine positive Auswirkung
auf die Verdauung. Wenn ein träger Darm plötzlich tä-
tig wird, wirkt dies förmlich wie ein Abführmittel. Der
Grund ist die entspannende Wirkung des Lachens auf die
glatte Muskulatur, die bei Darmträgheit angespannt und
unbeweglich ist. Ähnliches passiert mit der glatten Muskulatur der Bronchien, was, wie schon erwähnt, zu einer
besseren Durchlüftung der Lungen führt. Nicht selten
kommt es dabei zu einem reinigenden Nebeneffekt, einem
kurzen Hustenreflex, durch den Sekret nach außen befördert wird.

Bekannt ist auch, dass Lachen den Blutzuckerspiegel
senken kann. So hat man Experimente mit Diabetespatien-
ten gemacht, die im Alltag buchstäblich mehr zu lachen
bekamen. Wenn sie sich nach einer Mahlzeit Comedy-
Shows oder lustige Filme anschauten, sanken ihre Blut-
zuckerwerte. Wenn sie aber nach einer identischen Mahlzeit nicht bespaßt wurden, unterblieb diese Wirkung auf
den Blutzucker. Auch der Bluthochdruck, eine häufige
Begleiterscheinung bei Diabetes, kann durch Lachen deutlich gesenkt werden. Da Stress zu den größten Risikofak-
toren für Herz-Kreislauf-Erkrankungen zählt, ist dieser
positive Lacheffekt besonders willkommen.

Wenn das Lachen echt empfunden wird und länger
anhält, führt es auch zur Aktivierung der sogenannten
T-Zellen, die zu einer Stärkung der Immunreaktion beitragen. 1928 fand der amerikanische Schlafforscher James K.

Walsh heraus, dass häufiges und regelmäßiges Lachen die Widerstandskraft des Organismus gegenüber Krankheiten erheblich stärkt. Diese Entdeckung wurde auch durch die moderne Lachforschung bestätigt. So konnte man beobachten, dass noch Stunden nach einem Lachanfall bestimmte Immunsubstanzen wie T-Lymphozyten zahlreicher im Kreislauf zirkulierten und die Anwesenheit natürlicher Killerzellen sowie Antikörper verstärkt war. Sogar das Gamma-Interferon, das bei Virusinfektionen ausgeschüttet wird, konnte nach ausgiebigem Lachen vermehrt im Blut nachgewiesen werden.

Dass Lachen Stress vermindern oder gar abbauen kann, dürfte vielen bekannt sein. Gesundheitsschädigend wirkt Stress allerdings erst, wenn seine Auswirkungen auf Atmung, Kreislauf, Herz und Bewegungsapparat länger und ununterbrochen anhalten. Da das Lachen diese dauerhafte Anspannung unterbricht, können sogar positive Stresseffekte zum Tragen kommen. Dabei zeigt sich auch eine paradoxe Seite des Lachens: Zunächst löst es Stressreaktionen aus, um kurzfristig die Herzfrequenz und den Blutdruck anzufeuern, so dass man sogar von einer Art Schockwirkung spricht. Wenn danach aber die Entspannungsphase lange genug anhält, wendet sich das Blatt: Herzschlag und Blutdruck gehen nach unten, die Muskulatur der Arterien entspannt sich, so dass sich das Volumen des Blutes in den Gefäßen erhöht und der Blutdruck längerfristig unten bleibt.

Es ist bekanntlich äußerst schwierig, stimmlos zu lachen. Die typischen stakkatoartigen Lachlaute kommen dadurch zustande, dass die Stimmlippen sich im Wechsel schließen und öffnen und dabei durch den stark angestauten Luftdruck unweigerlich ins Schwingen kommen. Und jeder kennt es: Unterdrücktes Lachen kann, besonders wenn es strengstens untersagt ist, zu einer unwiderstehlichen Mischung aus Lust und Qual werden. Manche bekommen dabei einen hochroten Kopf, was bei der starken Sauerstoffanreicherung des Blutes und dem starken Druck nicht verwunderlich ist. Wichtige Verbrennungsvorgänge wie der Fettstoffwechsel und die Cholesterinausscheidung werden dabei verstärkt. Der Pariser Neurologe und Lachforscher Henri Rubinstein schätzt, dass der Gasaustausch während des Lachens drei- bis viermal so hoch ist wie in einer ruhigen Situation. So kann man das Lachen auch als heilgymnastische Atemtherapie nutzen und einsetzen. Davon profitieren besonders gestresste Menschen und solche mit Angstzuständen. Da diese Menschen eher zu kurz und flach atmen, kann eine solche Atemregulierung äußerst hilfreich sein. Da sie oft keine Atempause einlegen, sind sie beim Lachen gezwungen, richtig auszuatmen und infolgedessen auch besser einzuatmen. Die Kurz- und Flachatmigkeit reguliert sich dann wieder in Richtung Tiefatmung, so dass sich die Anspannung und die Ängste vermindern.

Warum uns Lachen fröhlich stimmt

Im Lustzentrum des Gehirns, dem sogenannten limbischen System, wo nicht nur Glücksgefühle, sondern auch Gefühle wie Wut und Aggression verschaltet werden, bewirkt Lachen eine starke Aktivierung. Übertragen werden solche Gefühlsreaktionen durch Neurotransmitter des vegetativen Nervensystems. Dabei werden Hormone, z.B. Endorphine (auch als Glückshormone bezeichnet), ausgeschüttet. Auf der anderen Seite kann ausgiebiges Lachen den Abbau von Stresshormonen in Gang setzen. Diese positiven Gehirnbefunde spiegeln auch die psychologischen Erfahrungen wider: Menschen, die viel lachen, erleben sich selbst eher als stark und kompetent und fürchten sich nicht vor sozialen Konflikten.

Lachen verändert bekanntlich das Mienenspiel, besonders durch den sogenannten Lachmuskel, den Musculus risorius, mit dem wir unsere Mundwinkel nach hinten anheben. Die ansteckende mimische und akustische Freudebekundung beim Lachen ist so universell, dass sie in keine Sprache der Welt übersetzt werden muss. Das muskuläre Lachmuster bringt aber nicht nur freudige Gefühle von innen nach außen, sondern auch zurück ins Gehirn. Das hat mit der inneren Haltung zu tun, die nach außen hin sichtbar wird. Aber auch umgekehrt kann die eingenommene Haltung entsprechende Gefühle im Innern hervorrufen. Und das heißt ganz eindeutig: Heiter und fröhlich sein ist nicht nur Glücks-, sondern auch Willenssache. Wir können selbst entscheiden, welche Haltung wir einnehmen.

KLEINE LACHÜBUNG FÜR FINSTERE TAGE

»Mach einfach die Geste, das Gefühl kommt dann schon«, riet der Schauspiellehrer seinen Schülern, wenn sie Probleme mit der Darstellung eines Gemütszustandes hatten. Mit anderen Worten: Mache ich ein freundliches Gesicht, dann geht es mir – tatsächlich! – gleich viel besser. Wir kennen das von Kindern, die den vorausgegangenen Streit oder die blutige Schramme am Knie sofort vergessen, wenn wir sie mit einem Lächeln zu einem ebensolchen ermuntern. Aber das funktioniert zum Glück nicht nur bei Kindern, sondern auch bei uns Erwachsenen. Und wenn gerade niemand da ist, der Sie zum Lachen bringen kann, versuchen Sie es selbst. Lächeln

Sie sich – erst recht, wenn Ihnen überhaupt nicht danach zumute ist – einmal morgens im Badezimmerspiegel freundlich zu, und Sie werden sehen, dass dieser Tag ein besserer wird.

Wenn es Ihnen an einem finsteren Tag einmal besonders schwerfällt, zu lächeln, nehmen Sie einen Bleistift so weit hinten wie möglich quer in den Mund. Der Stift drückt auf die Mundwinkel und hebt sie an. Wenn Sie eine Minute so verharren – so albern Sie sich dabei vorkommen mögen –, werden Sie feststellen, dass sich auch durch dieses simulierte Lächeln Ihre Stimmung hebt.

WAS GESCHIEHT, WENN WIR WEINEN

Vom Weinen können wir ähnlich stark ergriffen und angesteckt werden wie vom Lachen. Beide Male können wir uns ausschütten, bis die Tränen kommen. Und wieder sind es die Atemstöße, die uns dabei rütteln, besonders wenn wir die Gefühle nicht mehr zurückhalten können oder müssen.

Das erlebte ich einmal bei einer Patientin, die mir schluchzend schilderte, wie zermürbend es sei, wenn einen der Schmerz auch nachts verfolge und wecke. Da ihr Mann zusehends genervt sei und ihr Wehleidigkeit unterstelle, versuche sie sich zu beherrschen. Als sie sich bei mir entschuldigte, sie habe gar nicht beabsichtigt, mir etwas vorzuheulen, beruhigte ich sie. Ich erklärte ihr, das sei ein natürliches und wunderbares Ventil, wenn auch nicht immer mit einem wunderschönen Ausdruck im Gesicht. Daraufhin musste sie lachen. Vor dem Gehen empfahl ich ihr, ihrem Kummer ruhig auch mal durch eine Träne seinen Lauf zu lassen, am besten gegenüber einer vertrauten Person.

Weinen kann wie das Lachen Krämpfe und Schmerzen, auch den Seelenschmerz lösen, zumindest vorübergehend. Es löst die Probleme nicht, verschafft uns aber eine wohltuende Verschnaufpause und die Möglichkeit, auf andere, vielleicht hilfreiche Gedanken zu kommen. Da wir unser momentanes Gefühl am unmittelbarsten, stärksten und sensibelsten über die Atmung kundtun und deren Bewegung nur für einige Sekunden beherrschen oder anhalten können, kommt es immer irgendwie heraus oder herein. Das kann man hören oder auch sehen, etwa wenn der Brustkorb dabei heftig anfängt zu beben. Schauspieler müssen ihr Handwerk diesbezüglich gut beherrschen, von den Geräuschen beim Atmen über die Stimme und Mimik bis hin zur Haltung und Körperbewegung.

Während wir beim Lachen die Einatmung nur zum schnellen Luftholen brauchen, kann sie beim Weinen, besonders beim Schluchzen, ebenso wie die Ausatmung durch Schübe unterbrochen werden. Dieses Tremolo wirkt manchmal noch lange nach, und nachts hört man es manchmal, wenn ein Kind beim Zudecken mit dem Hauch eines Seufzers reagiert. Es hört sich dann so an, als habe es das Weinen, über dem es eingeschlafen ist, noch nicht ganz beendet.

Ähnlich wie das Lachen ist das Weinen nur schwer zu unterdrücken. Dann sucht sich das Gefühl den Weg des geringsten Widerstands, vorzugsweise an und unter der Unterlippe, wo der Kinnmuskel, der Musculus mentalis, zu zittern beginnt.

So liegen Lachen und Weinen nicht nur mimisch nah beieinander. Auch psychisch gesehen kann das eine in das andere übergehen, besonders wenn uns die Gefühle überwältigen, etwa bei einem lang ersehnten Wiedersehen.

Dann mischen sich Freude und Trauer und fließen mit denselben Tränen aus uns heraus. In solch ergreifenden Momenten können die Gefühle ihren Höhepunkt erreichen, weil sie so gegensätzlich sind und sich auf einmal gegenüberstehen. Oft wird die Wiedersehensfreude erst dann richtig empfunden, weil sie das Gefühl des Vermissens, das noch vorhanden ist, wieder hochkommen lässt, um es sogleich wieder abzulösen. Welche Gefühlsmomente dabei gerade dominieren, lässt sich schwer unterscheiden. Am Mienenspiel des Mundes, besonders im Bereich der Unterlippe und Mundwinkel, die mal rauf-, mal runtergehen, lässt sich das am ehesten ablesen.

WAS GESCHIEHT, WENN WIR SINGEN

Auch das Singen empfinden wir als angenehm – wenn wir es gerne tun. Es liegt physiologisch dem Sprechen sehr nahe. Allerdings stellt es größere Anforderungen an unsere Körperhaltung, unsere Lungen und unsere Atmung. Normalerweise atmen wir selten vollständig aus, so dass wir in der Regel immer eine Mischluft in der Lunge haben, die weniger Sauerstoff enthält als die Außenluft. Beim Singen jedoch atmen wir, besonders wenn wir die Töne lange halten, tatsächlich ganz aus und versorgen unseren Körper durch das anschließende Einatmen vermehrt mit Sauerstoff.

Was die Atmung anbelangt, so liegen Sänger und Spitzensportler nah beieinander. Beide müssen für eine Hochleistung ihre Atemmuskulatur vor allem im Bauch- und Brustraum extrem beanspruchen. Das erkennt man besonders daran, dass Opernsänger und Läufer nach ihrem Einsatz noch länger kräftig weiteratmen. Und so ist es oft die

Atmung, die darüber entscheidet, wer am Ende die Nase vorn hat. Denn die Atmung ist unsere erste unmittelbare Energiequelle, und sie macht oft mehr aus als ein muskulärer Unterschied.

Wenn wir an den französischen Fußballer Franck Ribéry denken, so kommen uns als Erstes seine überdimensionalen Hals- und Nackenmuskeln in den Sinn. Für mich sind sie ein Hinweis auf eine falsche Atmung. Ribéry gehört zu den Mundatmern, die viel flacher atmen als die Nasenatmer und sich deshalb verstärkt der Atemhilfsmuskulatur bedienen, die im Hals-, Nacken- und Schulterbereich liegt.

WAS GESCHIEHT, WENN WIR KÜSSEN

Warum geht Küssen noch tiefer an die Gefühle als Sex? Ist nicht erotische Liebe ohne Küssen kaum denkbar, wohingegen Sex auch ohne Liebe zu haben ist? Warum wird der »pretty woman« in dem gleichnamigen Film von einer erfahrenen Prostituierten ans Herz gelegt, einen Freier niemals auf den Mund zu küssen? Weil Küssen in diesem Metier geschäftsschädigend ist. Denn nie kommen wir einem anderen Menschen so nah wie beim Küssen, gefährlich nahe – bis wir uns verlieben.

Andererseits können sinnliche, besonders Zungenküsse zum Sex (ver)führen, weil sie den Menschen so tief und intim berühren. An keiner anderen Stelle als dem Mund kann man gleichzeitig so viel geben und nehmen. In keinem anderen Bereich versammeln sich auf engstem Raum derart viele Fühler- und Bewegungsorgane, mit denen wir die innigsten und zärtlichsten Botschaften austauschen können. Und nebenbei wird auch noch ein milliardenschweres bakterielles Tauschgeschäft abgewickelt. Wenn nicht gerade eine Ansteckung droht, sorgt auch das Geben und Nehmen von Mikroorganismen meistens dafür, dass diese Kleinstlebewesen im Mund auf wohltuende Weise aufgemischt werden. Nirgendwo sonst, außer beim Sex, ist es möglich, den anderen so unmittelbar zu spüren, zu riechen und zu schmecken. Und wenn wir jemanden im buchstäblichen Wortsinn nicht riechen können, so liegt das an bestimmten Duftstoffen, den sogenannten Pheromonen, die von vornherein dazwischenfunken.

Rein physiologisch gesehen, müssen wir ein wenig saugen, um richtig zu küssen und das typische Geräusch dabei zu erzeugen. Es entstammt also einem Grundbedürfnis, das sich im Laufe der Menschheitsgeschichte zu einer universellen Gebärde gewandelt hat. Das ursprüngliche Einverleiben kommt hier wieder zum Tragen. Etwas, was man am anderen so mag, möchte man zu sich nehmen, selbst wenn es nur mit einem Hauch von eingesogener Luft geschieht wie etwa bei einem Wangenkuss, wenn es denn nicht mehr sein soll oder darf.

Je größer die Leidenschaft und die Libido, desto mehr verschwinden und verschwimmen die Grenzen: Wir schmelzen dahin und möchten verschmelzen. Verborgene Sehnsüchte aus der Säuglingszeit werden wachgerufen und lassen uns alles andere vergessen. Ein Gefühl der Glückseligkeit entsteht. So greifen wir auch beim Küssen mit all den zarten, spielerischen und verzehrenden Allüren auf die originären Aktivitäten der Nahrungsaufnahme, auf das Atmen, Saugen, Beißen und Kauen zurück. Und deshalb ist es kein Zufall, dass wir für das Küssen die erogene Zone des Mundes und nicht der Nase oder der Ohren ausgewählt haben. Doch sosehr wir das Küssen auch analysieren und deuten: Letztlich bleibt es ein Mysterium der menschlichen Begegnung.

4. KRANKHEITEN UND FEHLFUNKTIONEN DES MUNDES

Wenn man bedenkt, welche Auswirkungen die vier oralen Grundfunktionen auf unseren gesamten Organismus haben, ist es nicht verwunderlich, dass auch die meisten Krankheiten und Fehlfunktionen von Störungen ausgehen, die die Atmung, das Saugen, das Kauen und das Schlucken betreffen. Auch der Zustand unserer Zähne ist, wie wir noch sehen werden, an unserer Gesundheit maßgeblich beteiligt. Doch fangen wir bei der Atmung an, die uns ganz unabhängig von anatomischen Gegebenheiten und der individuellen Qualität unserer Kiefer und Zähne alle gleichermaßen betrifft.

DIE MUNDATMUNG – EINE UNTERSCHÄTZTE FEHLFUNKTION

Heute ist der moderne Mensch eifrig und beflissen dabei, seine Fitness durch Lauftraining, Ernährungsumstellung, Entspannungs- und Bewusstseinsübungen zu optimieren. Und die Atmung? Gäbe es keine Logopädie, keine Atemtherapie, kein Yoga oder ähnliche Praktiken, bei denen die Atmung eine zentrale Rolle spielt, dann würde die mächtigste der vier Mundfunktionen kaum ernst genommen. Erstaunlich ist, dass heute jeder weiß, was Luftverschmutzung bedeutet und anrichtet, vom Rauch der Zigarette bis zu den Abgasen von Motoren oder anderen fossilen Verbrennungstechnologien. Auch in unserem Körper liefert Luft den Brennstoff Nummer 1. Denn Sauerstoff ist das wichtigste Element für die Verstoffwechslung aller Nährstoffe. Selbstverständlich filtern wir die Umluft und Auspuffgase des Autos, und wir glühen den Dieselmotor vor, bevor wir losfahren. Aber was machen wir mit der Atemluft, bevor wir sie in unsere Lungen lassen?

Aus dem Biologieunterricht wissen wir vielleicht noch, dass die Nasenatmung für die Filterung, Durchfeuchtung und Vorwärmung der Luft gut ist. Und wir haben auch schon früher in diesem Buch darüber gesprochen. Doch das ist längst nicht alles. Während seiner Passage durch die eng verschlungenen und labyrinthartigen Nasenhöhlen wird der Luftstrom verwirbelt und verteilt. Der Weg vorbei an Härchen, Muscheln und klebrigen Schleimhäuten wird schmaler, länger und langsamer, so dass Schmutz, Pollen und ungebetene Gäste wie Bakterien, Viren und andere Keime besser erkannt und wirksamer abgewehrt werden können. So bleibt dem körpereigenen Abschirm- und Nachrichtendienst genügend Gelegenheit und Zeit für den Schutz und die Sensibilisierung. Das alles nutzt der Körper auch für die Aktivierung seiner Immunreaktion.

Das Niesen, ein Phänomen, das man vielleicht als nasales Husten bezeichnen könnte, gehört zu diesen Ausscheidungs- und Abwehrmechanismen. Wer kennt nicht diese kitzelnd juckende Vorankündigung? Ob es uns nun passt oder nicht, auf die Reizerkennung folgt prompt die obligatorische Reflexreaktion. Der katapultartige Luftausstoß kommt von der Ausatmung, wie auf Befehl. Ein herzhaftes Hatschi hat es also in sich. Lieber so als unterdrücken. Damit wir es auch genießerisch kommen lassen, werden wir mit einem belebenden, anregenden und befreienden Gefühl belohnt. Und es befreit uns ja auch tatsächlich von allerlei unliebsamen Störenfrieden. Abgesehen von der entspannenden Wirkung besorgt die anschließende intensivere lokale Durchblutung das Übrige: Makrophagen (das sind Zellen, die andere verschlucken), Histiozyten (Abwehrzellen des Gewebes) und andere Wächter werden in vermehrter Anzahl herantransportiert. Und damit nicht genug: Mit der Verlangsamung und Verlängerung der Atemströmung durch die Nase verstärkt sich die Atemtiefe, und so vergrößert sich auch das Lungenvolumen. Das alles wirkt sich wiederum regulierend auf den Atemrhythmus aus.

Mundatmung macht krank

Und wenn dieser längere Transportweg des Atems nicht mehr ganz funktionsfähig ist? Was macht die Mundatmung mit unserer Gesundheit? Was macht es schon aus, wenn wir den kürzeren Weg nehmen, denken viele. Doch weit gefehlt.

Die Mundatmung ist heutzutage die unmittelbarste und verbreitetste Funktionsschwäche des Menschen. Solange dabei im Mund und durch das veränderte Luftgemisch keine unangenehmen Nachteile empfunden werden, gehört sie auch zu den am wenigsten beachteten gesundheitlichen Gefährdungen. Obwohl sie unser Wohlbefinden erheblich mindern kann, übersehen und überhören wir sie einfach, gewöhnen uns an sie. Was ist schon dabei, denken wir. Wir leiden ja nicht direkt.

Wenn dem Körper die Luft ausgeht

So unspektakulär und banal uns die Mundatmung vorkommt, so störend und schädigend kann sie sich auswirken. Ursache und Wirkung folgen hier eben nicht so klar und offensichtlich aufeinander wie das beklemmende Unbehagen beim Einatmen stickiger Luft. Das liegt daran, dass diese Art der Atemstörung oft still, stetig und unterschwellig vonstattengeht. Im Verborgenen, quasi im Untergrund, werden dann die Kraftwerke der Zellen, die Mitochondrien, nicht optimal versorgt, und das dauerhaft. Etwas vereinfacht kann man es mit einem Vergaser vergleichen, der dem Motor nicht das nötige Sprit- und Luftgemisch zuführt. Unsere sogenannte Zellatmung ist somit nicht ganz auf der Höhe, um die Verbrennung für die Atem-, Verdauungs-, Bewegungs- und Haltefunktionen ohne Einbußen und mitunter ohne schädliche Rückstände zu gewährleisten. Solange wir sonst bei guter Gesundheit sind, kann oder muss uns die Mundatmung nicht sonderlich stören.

Im Übrigen ist die Mundatmung zur Unterstützung der Nasenatmung bei höheren Leistungsanforderungen wie z. B. beim Sport oder bei schwerer körperlicher Arbeit nur natürlich und physiologisch. Als dauerhafte Grund- und Ruheatmung schwächt sie aber unsere Gesundheit oder schadet ihr sogar. Die volle Mundatmung ist jedoch weniger verbreitet als die Mischatmung, bei der man mehr oder weniger viel Atemluft gleichzeitig durch die Nase zieht.

Die Mundatmung kann zu einer gesundheitlichen Schwächung oder Störung führen, wenn sie nicht vorübergehend ist, etwa durch eine behinderte Nasenatmung (Infekte, Allergien, Polypen, Verengungen oder Blockierungen der Nasenhöhlen), einen Krankheitszustand wie Fieber oder durch höhere körperliche oder emotionale Anforderungen, sondern dauerhaft bzw. gewohnheitsmäßig ausgeübt wird. Eine mehr oder weniger offene Mundhaltung muss allerdings nicht zwingend eine Mundatmung nach sich ziehen. Wenn der nach oben gewölbte Zungenrücken den Kontakt zum weichen Gaumen hält, bleibt nur die Möglichkeit zur Nasenatmung. Bei Mundatmern dagegen liegt die Zunge im Unterkiefer, am Mundboden, so dass darüber der weiche Gaumen mit dem Zäpfchen frei und sichtbar wird. Im Schlaf kommt es dort, am sogenannten Gaumensegel, leicht zu einem Flattern, das sich als Schnarchgeräusch bemerkbar machen kann.

Chronische Mundatmer haben meistens einen zu niedrigen muskulären Grundtonus, das heißt, die Ruhespannung ihrer Lippen-, Zungen- und Kaumuskeln reicht nicht aus, um einen spontan entspannten Mundschluss mit einer normalen angehobenen Zungen- und Kieferstellung aufrechtzuerhalten. Dabei macht sich oft eine unangenehme Mundtrockenheit bemerkbar, besonders morgens nach dem Aufwachen. Dem Feuchtgebiet der Mundhöhle fehlt es dann an der nötigen Speichelmenge und Qualität. Darunter leidet der fließende und schützende Selbstreinigungseffekt der Zähne, Zunge, Schleimhäute und des Zahnfleischs. Damit verringert sich auch die Pufferwirkung gegen Säuren, so dass die Anfälligkeit für Karies steigt. Die bakterielle Besiedlung, die Mundflora und -fauna, büßt einen Teil ihrer Abwehrkraft ein, und ihre (Vor-) Verdauungsfunktion wird ebenfalls in Mitleidenschaft gezogen. Durch zu viel Sauerstoff und zu wenig Speichelfluss verschlechtert sich der Nährboden zum Nachteil der anaeroben (ohne Sauerstoff lebenden) Bakterien, und das mikrobielle Milieu gerät aus dem Gleichgewicht. Es kann sogar zu einer ungesunden Besiedlung mit schädlichen Mikroorganismen kommen. Da die Austrocknung des Speichels Rückstände aus Eiweißen, toten Bakterien und zersetzten Essensresten hinterlässt, kann auch ein unangenehmer Mundgeruch entstehen. Mit einem halbwegs gesunden Allgemeinzustand und einer intakten Abwehrlage können die meisten Menschen solche Defizite einigermaßen abfedern. Trotzdem leben die Betroffenen mehr oder weniger belastet. Eine mögliche chronische Schwächung und Erkrankung bringen sie mit ihrer Mundatmung nicht ohne weiteres in Zusammenhang. Wer dauerhafte Störungen des Allgemeinbefindens wie leichte Ermüdbarkeit, Infektanfälligkeit, Unruhe, Mangel an Aufmerksamkeit und Konzentration bei sich beobachtet, sollte bedenken, dass er vielleicht unter der Mundatmung leidet.

Wir wissen heute, dass die Mundatmung wie ein Leck im Körper wirkt. So fangen sich Mundatmer auf Partys, im Großraumbüro und in der Straßenbahn viel leichter Infekte ein und kommen in der Regel auch schneller aus der Puste, weil sie meistens Flachatmer sind. Ähnliches kennen wir von unfreiwilligen Belastungstests an Bahnhöfen oder Flughäfen: Manchmal merken wir die Funktionsschwäche unseres Herz-Kreislauf-Systems im Alltag nicht wirklich. Doch spätestens dann, wenn wir plötzlich von Gleis zu Gleis, vom Gepäckabgabeschalter zum Terminal treppauf, treppab eilen müssen, zeigt sich, wie kurzatmig wir sind, und wie heftig unsere Pumpe pocht. Eine Herzinsuffizienz oder einen Herzklappenfehler nimmt man selbstverständlich ernst. Aber Nasenfehlfunktionen – nennen wir sie »Nasenklappenfehler« – fallen uns gar nicht auf. Die unmittelbar davon betroffene Herz-Kreislauf-Funktion kann sich zwar meistens gut darauf ein- und umstellen, wird aber mehr beansprucht.

Doch Vorsicht! Damit keine Missverständnisse aufkommen: Die Mundatmung kann, ja muss manchmal als Ausgleichsventil herhalten. Besonders bei älteren oder kranken Menschen mit Herz-Kreislauf-Problemen, Übergewicht oder bei bestimmten Erkrankungen der Atemorgane würde die volle Atmung durch die Nase eine Überforderung bedeuten.

Nasenatmer sind besser drauf

Die Mundatmung ist selten ein lokal begrenztes Mundproblem. Wenn das so wäre, bräuchte man auch nur oral und nasal begrenzte Maßnahmen durchzuführen, das heißt Nase auf, Mund zu. Das kann und muss auch oft der Anfang sein, denn auch bei der Atmung beginnt gesund im Mund. Ohne die Um- und Feineinstellung der oronasalen Schleusentore kann das Übrige, etwa eine angemessene Bauch- und Körperbewegung oder eine korrekte Haltung, oft nicht richtig oder überhaupt nicht eingeleitet oder kombiniert werden. Andererseits ist aber schon viel gewonnen, wenn wir an den Hebeln unserer Schaltzentrale Mund selber stellen und drehen. Einer dieser Hebel ist die Zunge, die wie ein Relais funktioniert, indem sie sich zumindest mit ihrer hinteren Rückenpartie an den Übergang vom harten zum weichen Gaumen schmiegt. Durch diesen Umschalteffekt kann ein Mundatmer im Handumdrehen zum Nasenatmer werden.

Wenn das nur immer so einfach wäre! Natürlich brauchen eingefleischte und hartnäckige Mundatmer eine ärztliche und/oder therapeutische Betreuung, am besten fachübergreifend. Leichtere und einfachere Formen der Fehlatmung erfordern eventuell keine oder nur eine geringe medizinische Fachhilfe. Dann kann man als Betroffene(r) selbst an der Fehlfunktion arbeiten. Da es sich bei der Mundatmung um eine Fehlfunktion mit Gewohnheitscharakter handelt, bedeutet das schlicht und ergreifend: üben, es in Zukunft anders zu machen. Und das ist pure Fleißarbeit. Also: Wann immer Sie sich bei der Mundatmung ertappen, schließen Sie den Mund, legen Sie die Zunge ganz bewusst oben an den Gaumen und atmen Sie durch die Nase ein und aus.

Da wir schon jetzt ahnen, dass dieses Training, das tägliche Wiederholen bald langweilig oder öde werden könnte, brauchen wir etwas Attraktives, eine Perspektive, die uns lockt. Und das heißt: Wir müssen uns selbst motivieren. Das ist einfacher, als Sie denken. Stellen Sie sich nur einmal vor, wie verlockend es ist, sich körperlich, geistig und seelisch wohler, entspannter und leistungsfähiger zu fühlen. Machen Sie sich klar, dass Sie eine sinnvolle und effektive Vorarbeit leisten, die Sie gesünder und glücklicher machen wird. Ist es das wert? Sicher, die ganze Arbeit bleibt an Ihnen hängen, der ganze Lohn aber auch. Und was für einer!

Schluck- und andere Beschwerden

Menschen mit schwachem oder falschem Schluckmechanismus gibt es weit mehr, als allgemein bekannt ist. Den meisten ist dabei weder bewusst, dass sie überhaupt darunter leiden, noch wissen sie, dass sich die daraus resultierenden Beschwerden ganz woanders als im Mund bemerkbar machen können. Davon können manche Mütter von kranken Kindern ein (Klage-)Lied singen. Nämlich dann, wenn diese mit wiederkehrenden hartnäckigen Infekten im Hals-Nasen-Ohren-Bereich, insbesondere mit Mittelohrentzündungen, zu kämpfen haben. Durch bestimmte Methoden der Mund- und Kieferbehandlung können solche Infektionen in kurzer Zeit, manchmal sogar schlagartig geheilt werden. Dazu gehören zum einen bestimmte Zahnspangen, sogenannte Funktionsgeräte wie etwa Bionatoren oder Funktionsregler, die zur Nasenatmung und zum richtigen Schluckmechanismus führen. Zum Zweiten werden sie, falls nötig, durch logopädische und/oder physiotherapeutische Maßnahmen ergänzt. Besonders bewährt haben sich die mund- und körpermotorischen Übungen der neurofunktionellen Reorganisation nach Padovan. Dabei werden die Übungen schrittweise so aufgebaut, dass sie dem natürlichen Lernschema eines Gesunden entsprechen: Zuerst richtiges Atmen, dann Saugen, Kauen, Schlucken und Sprechen. Für den Mund werden relativ einfache Hilfsmittel wie Schnuller, Kauschläuche oder -nudeln, Kauknöchelchen aus Silikon, Spatel, Gummiringe und zum Pusten Strohhalme u. Ä. verwendet. Für die Körperübungen gilt das gleiche Schema: Zuerst erfolgen vorbereitende Arm- und Beinübungen, die zum Teil an Yoga oder Pilates erinnern. Dann folgen Übungen, die die Stufen der Aufrichtung, die Abfolge der Fortbewegung vom Rollen, Kriechen, Robben, Krabbeln und Hocken bis zum Gehen und Laufen nachvollziehen. Mit den Übungen durchlaufen die Patienten die wichtigsten Etappen einer normalen Bewegungsentwicklung. Dabei lernen sie, ihren Mund und ihren Körper optimal zu bewegen. Erfolge sind aber nur möglich, wenn die Erkrankungen teilweise oder hauptsächlich mit einer erschlafften Kiefer-Gesichts-Muskulatur, mit Mundatmung, einer fehlerhaften Schluck- oder sonstigen oralen Funktion einhergehen. Wenn es gelingt, die normalen Mundverhältnisse durch Mundschluss, Nasenatmung, korrektes Kauen, Schlucken usw. wiederherzustellen, dann werden die trockengelegten Schleimhäute wieder zu einem gesunden Feuchtgebiet, und das Einfallstor für schädliche Bakterien und Viren schließt sich. Das stärkt wiederum die Immunabwehr, nicht zuletzt durch die verbesserte Be- und Entlüftung der Nasenhöhlen, ihrer Nebenhöhlen und der Paukenhöhle im Innenohr.

Im relativ kleinen Mundraum tummeln sich nicht nur viele Mikroorganismen. Dort versammeln sich auch die meisten medizinischen Fachbereiche auf einem Fleck.

Deshalb beteiligen sich an Behandlungen im Oronasal-raum diverse Fachdisziplinen aus Logopädie, Osteopathie, Hals-Nasen-Ohren-Heilkunde, Zahnmedizin (insbesondere Kieferorthopädie), Physiotherapie und innerer Medizin. Man könnte glauben, es handle sich hier um ein eng und sicher kooperierendes Behandlernetz. Das trifft leider oft nicht zu, und so fallen viele Erkrankte durch die Maschen. Ihre Probleme bleiben unerkannt und ungelöst, weil die Hintergründe, die anatomischen und physiologischen Beziehungen zwischen den einzelnen Fachgebieten, vernachlässigt, vergessen oder verkannt werden.

Dass es auch anders laufen kann, zeigt das folgende Fallbeispiel.

SEBASTIANS GESCHICHTE

Sebastian, sechs Jahre alt, kam wegen einer extremen Zahn-fehlstellung mit starkem Rückbiss in meine Praxis. Sein Oberkiefer war so eng, dass sich der Zahnbogen wie ein Dreieck spitz oval nach vorne verjüngte. Auch die unteren Schneidezähne hatten kaum Platz und drängten sich in dem engen Kiefer. Sebastian war in den ersten sechs Lebensmonaten zwar mit Muttermilch ernährt worden, konnte damals aber nur mit einem Finger und einer Spritze in mühseliger Arbeit gefüttert werden. Wegen seiner Trinkschwäche dauerte diese Prozedur bis zu einer Stunde. Er atmete so gut wie nur durch den Mund und hatte nachts gelegentlich Atemaussetzer (Apnoe). Seine Sprachentwicklung war verzögert, seine Stimme sehr schwach. Wegen seines eingeschränkten Hörvermögens trug er Hörgeräte. Eine Nasenatmung war auch wegen der Enge so gut wie unmöglich. Durch häufige und heftige Infekte plagten ihn auch immer wieder Mittelohrentzündungen, die mit Entzündungen und Tränen in den Augen einhergingen. Durch den Fehlbiss konnte Sebastian weder abbeißen noch richtig kauen. Er hatte selten Hunger, war ein schlechter Esser und deshalb auch sehr untergewichtig. Auch seine Haltung war entsprechend schlaff. Nachdem ich ihm ein funktionskieferorthopädisches Gerät, einen Bionator, eingesetzt hatte, waren seine Beschwerden fünf Monate später schon erheblich zurückgegangen: Durch die Verringerung des Überbisses konnte er seinen Mund besser schließen, atmete mehr durch die Nase und hatte kaum noch Ohr- und Augenentzündungen. Sobald er seine Spange jedoch einmal vergaß, verschlimmerte sich sein Zustand prompt wieder. Parallel zu diesen Maßnahmen wurden Mundübungen für das Kauen und Saugen, auch zur Verbesserung der Nasenatmung, durchgeführt. Obwohl die Familie im Ausland lebte und nur einmal im Jahr zur Kontrolle erscheinen konnte, verlief die Behandlung im Großen und Ganzen erfolgreich. Die positiven Auswirkungen der kieferorthopädischen Maßnahmen einschließlich der Übungen waren so offensichtlich, dass die Eltern alles taten, um die Behandlung fortzusetzen.

DER ZAHN UND SEINE KRANKHEITEN

Wenn es um unsere Ernährung geht, stehen unsere Zähne an vorderster Front. Sie beißen, kauen und zermalmen und sorgen so dafür, dass unsere Nahrung gut aufbereitet im Magen ankommt. Unsere Zähne warnen uns auch, etwa, wenn wir auf Hartes beißen. Und sie sind selbst hart im Nehmen, wie wir noch sehen werden. Wir haben in unseren Zähnen also beste Freunde, zuverlässige und starke Kumpels, die wir tunlichst hegen und pflegen sollten. Warum, das wird ersichtlich, wenn wir uns so einen Zahn einmal näher anschauen.

Den Hauptteil des Zahnes bildet das sogenannte Zahnbein (Dentin), das zu zwei Dritteln aus hartem Kalzium und Phosphat besteht, zu einem Drittel jedoch aus Eiweiß und Wasser. Letzteres macht das Zahnbein so anfällig für Karies. Das Zahnbein umschließt die sogenannte Pulpa, das Zahnmark, das von zahlreichen winzigen Blutgefäßen und Nervenfasern durchzogen wird, deren Enden bis ins Zahnbein hineinreichen. Diese hochempfindlichen Nervenfasern sind es, die uns blitzschnell warnen, wenn wir zu Kaltes oder zu Heißes zu uns nehmen oder auf ein Steinchen beißen. Umhüllt wird das Zahnbein vom Zahnschmelz, der zu 95 Prozent aus Kalzium und Phosphat besteht und dadurch beinahe so hart ist wie ein Diamant. Der Zahnschmelz ist somit die härteste Substanz, über die unser Körper verfügt – so hart, dass wir sie tatsächlich nur mit dem Diamantbohrer kaputt kriegen. Oder eben mit Säure, womit wir schon bei der häufigsten Erkrankung sind, die die Menschen weltweit plagt.

Karies, die häufigste Erkrankung

Karies ist tatsächlich nicht nur die häufigste Zahnerkrankung, sondern zugleich die am weitesten verbreitete Erkrankung des Menschen überhaupt. Dabei handelt es sich um eine ausgesprochene Zivilisationskrankheit, die mit unserer Ernährungsweise zusammenhängt. Wie bereits im Kapitel über die evolutionäre Entwicklung des Mundes erwähnt, hat der Evolutionsbiologe Daniel E. Lieberman junge murmeltierähnliche Schliefer mit artfremder, das heißt gekochter, weicher Nahrung gefüttert und festgestellt, dass die Zähne der Tiere schon nach kurzer Zeit schief standen. Sie mussten die Nahrung nicht mehr kauen, so dass ihre Kaumuskulatur relativ schnell nachließ und ihre Kieferknochen sich veränderten. Der Knochen jedoch ist in gewisser Weise ein Produkt der Muskeln, er ist immer nur so gut wie die Muskeln selbst. Denn der Knochen muss nur so viel halten und stützen, wie die Muskeln ihm abverlangen. Und wenn die Muskeln ihm nichts mehr abverlangen, weil sie kaum noch kauen müssen, baut der Kieferknochen ab, bildet sich zurück, und die Zähne stehen schief.

Was Lieberman bei seinen Versuchstieren erlebte, sehe ich täglich bei Kindern und Jugendlichen in meiner Praxis. Sie kommen mit schief stehenden Zähnen zu mir, die u. a. das Ergebnis mangelnder Kauaktivität sind. Grießbrei muss man nun mal nicht kauen, ebenso wenig wie Nudeln und andere weichgekochte Speisen. Umso wichtiger ist es daher, Kindern von Anfang an Dinge vorzusetzen, an denen sie tatsächlich etwas zu kauen haben.

Entscheidend für ein gesundes Gebiss ist aber nicht nur die Konsistenz der Nahrung, sondern auch die Inhaltsstoffe. Fehlen darin bestimmte Mineralien, die der Knochen zum Wachstum braucht, so sind das denkbar schlechte Voraussetzungen für den Aufbau gesunder Kiefer.

Was dem Zahn selbst am meisten zusetzt, ist kohlenhydratreiche bzw. zuckerhaltige Nahrung. Dazu muss man wissen, dass Kohlenhydrate nichts anderes als Energieträger sind, die aus Zucker und Stärke bestehen. Das heißt im Klartext, dass unseren Zähnen nicht nur Gummibärchen schaden, sondern auch Teigwaren wie Spaghetti und Brot. Schädlicher sind allerdings die Gummibärchen, deren Kohlenhydrate in der zuckrigen Form von Saccharose vorliegen. Diesen Zucker verwandeln die Bakterien in unserer Mundhöhle ziemlich rasch in Säuren, die den Zahnschmelz angreifen. Doch auch stärkehaltige Nahrungsmittel wie Spaghetti und Brot und sogar Reis reichen schon aus, um den Bakterien den Nährboden für ihre Säurebildung zu liefern.

Auch die Konsistenz der Lebensmittel spielt bei der Kariesbildung eine Rolle: Je weicher und je klebriger sie sind, desto stärker haften sie als Beläge an den Zähnen und ihren Zwischenräumen.

Die Säuren, Stoffwechselprodukte der Bakterien, greifen unseren Zahnschmelz an, indem sie das darin enthaltene Kalzium und Phosphat demineralisieren und den Zahnschmelz dadurch aufweichen. Die Säure schwächt den Schmelz, und an den Schwachstellen dringen die Bakterien ein. Dann bildet sich eine Fäulnis, die nicht nur den Zahnschmelz zersetzt, sondern auch das darunterliegende Zahnbein, das durch seinen Wasser- und Eiweißanteil ohnehin sehr anfällig ist. Die Schmerzen, die uns dann plagen, entstammen den Nervenenden, die aus der Pulpa kommend kleine Verlängerungen in das Zahnbein hinein haben.

Schreitet die Karies weiter fort, wird der Zahn immer mehr abgebaut und verfällt, bis die Karies auf das Innenleben des Zahnes, auf die Pulpa selbst trifft. Und das tut dann schon wirklich höllisch weh.

Wenn wir klug sind, hören wir schon viel früher auf den Nerv, der uns durch den Schmerz signalisiert, dass etwas nicht in Ordnung ist. Und wenn wir ganz klug sind, dann lassen wir zweimal im Jahr nachschauen, ob sich – oft genug unbemerkt– irgendwo Karies gebildet hat.

Wie sehr Karies unseren ganzen Körper, unser Wohlbefinden und unseren Energiehaushalt beeinträchtigen kann, erleben wir, wenn wir einen oder gar mehrere Zähne verlieren. Dann haben wir weniger Elemente zum Kauen.

Und schon kommen neue Probleme hinzu: Wenn wir nicht richtig kauen können, bekommen wir Gelenkprobleme, weil die verbliebenen Zähne nicht mehr gut verzahnt sind. Es ist, als würde man bei einem griechischen Tempel einige Säulen entfernen. Dann müssen die wenigen, die noch übrig sind, die ganze Konstruktion tragen. Und die werden durch die ungleiche Lastenverteilung früher oder später schief und kippen. Auf unsere Zähne bezogen heißt das, dass wir nicht mehr richtig kauen können. Oder wir kauen nur noch einseitig, weil die andere Seite lädiert ist. Das ist eine Beeinträchtigung, die auf Dauer krank macht und langfristig dem Rücken, der Wirbelsäule und den Gelenken Probleme bescheren kann.

VOM KRANKEN ZAHN ZUM SCHIEFEN GESICHT

Eine Patientin kam zu mir, weil ihr auffiel, dass ihr Gesicht zunehmend schiefer wurde. Als ich in ihren Mund schaute, sah ich, dass sie einen schiefen Biss, einen sogenannten Kreuzbiss, hatte. Ihr Oberkiefer saß nicht mehr genau auf dem Unterkiefer. Entstanden war diese Fehlstellung aufgrund eines schmerzenden Zahnes, der wohl nicht ausreichend behandelt worden war. Deshalb kaute sie nur noch auf der anderen Seite. Und genau auf dieser Seite, auf der sie kaute, knirschte sie nachts mit den Zähnen und wachte morgens mit Schmerzen auf. Durch das einseitige Kauen und Knirschen hatte sich bereits ihr ganzer Kiefer verformt. Daher ihr – richtiger – Eindruck, ein immer schieferes Gesicht zu bekommen.

Ich schickte sie zum Zahnarzt, um den schmerzenden Zahn behandeln zu lassen, so dass sie auch auf dieser Seite wieder kauen konnte. Dann machte ich Kauübungen mit ihr. Da sich die Patientin über eine längere Zeit an das einseitige Kauen gewöhnt hatte, übte ich mit ihr die Umgewöhnung auf die andere Seite. Dazu benutzte ich eine Kaunudel und Kauknöchelchen aus Silikon. Dabei zeigte sich, dass die Kauübungen kurz vor den Mahlzeiten am wirksamsten waren, weil sie die (wieder) erlernten Kieferbewegungen dann gleich beim anschließenden Essen direkt umsetzen konnte. Um den alten korrekten Biss wiederherzustellen, kamen zwei herausnehmbare Spangen zum Einsatz. Mit der ersten wurde der Unterkiefer wieder in die alte Mittellage gebracht, mit der zweiten, mechanisch wirkenden Spange wurden die Zähne, die sich durch das einseitige Kauen schief gestellt hatten, wieder in ihre ursprüngliche Stellung zurückgebracht. Ihr Gesicht hat inzwischen wieder seine ursprüngliche Symmetrie angenommen.

Parodontose, die häufigste Ursache für Zahnverlust

Der umgangssprachliche Begriff Parodontose bezeichnet alle Formen der Zahnfleisch- und Zahnbetterkrankungen, auch die sogenannte Parodontitis, um die es im Folgenden hauptsächlich geht. Sobald die durch schädliche Bakterien bedingte Entzündung des Zahnfleischs weiter in Richtung Zahnwurzel fortschreitet, erfasst sie den sogenannten Zahnhalteapparat, in dessen Bindegewebe, Gefäßen und Knochen die Zähne verankert sind. Aktuellen Studien zufolge sind heute etwa 75 Prozent der Bevölkerung in Deutschland von einer Parodontose betroffen, der häufigsten Ursache für Zahnverlust. Das liegt auch daran, dass sich die Krankheitserreger meistens still und heimlich durch den Knochen fressen. Sie melden sich also selten durch Schmerzen, und die Wege ihrer Zerstörung sind wie Einbahnstraßen: Es gibt kaum ein Zurück, kaum einen Wiederaufbau für einmal entstandene Knochenschäden. Wenn die betroffenen Zähne anfangen zu wackeln oder zu wandern – und das tun sie gewöhnlich erst im Spätstadium –, heißt es nur noch halten, den Prozess stoppen, um den drohenden Zahnausfall zu verhindern oder wenigstens zu verzögern. Wer beim Zähneputzen und auch sonst auf den Zustand seines Zahnfleischs achtet und zweimal jährlich zur Kontrolle beim Zahnarzt geht, kann Zahnfleischerkrankungen aber im Grunde genommen leicht vermeiden. Genau wie die Karies können Zahnfleischerkrankungen durch eine gründliche Zahnpflege mit der richtigen Technik verhindert werden. Das beginnt schon mit den Bakterien in den Zahnbelägen, die wir durch gekonnte Zahnpflegemaßnahmen wie bei der Kariesprophylaxe rechtzeitig in Schach halten sollten. Denn die Bakterien sind bei beiden Zahnerkrankungen dieselben, nur dass sich die Verursacher bei Karies weiter oben an den Zahnkronen zu schaffen machen, während sie bei der Parodontose über das Zahnfleisch und den Knochen den Zahn gleich an der Wurzel angreifen.

Es gibt auch Warnzeichen, die uns, wenn wir sie ernst nehmen, vor unnötigem Zahnverlust und anderen gesundheitlichen Risiken und Schäden bewahren können. Aufgepasst also, wenn sich das Zahnfleisch rötet, wenn es anschwillt oder gar blutet, sobald man es mit der Bürste berührt. Wer sich nicht die Mühe macht, die Zahnzwischenräume mit speziellen Minibürsten oder Zahnseide zu putzen, muss sich auch auf die Bildung von Zahnstein gefasst machen. Das merkt man an dem Widerstand, wenn sich der Faden oder das Bürstchen nicht mehr glatt durchschieben lässt.

Für die Entfernung von Zahnstein und harten Belägen sind Zahnärzte mit ihren Instrumenten und Prophylaxemaßnahmen bestens ausgerüstet. Danach heißt es aber weitermachen, pflegen, die Zahnhälse und gegebenenfalls die durch die Parodontose freigelegten Wurzeloberflächen glatt und sauber, frei von Zahnstein und anderen Belägen halten. Andernfalls bilden sich in den verkalkten und fest an den Zähnen haftenden Ablagerungen (Konkremente) attraktive Brutstätten für Bakterien und andere schädliche Mikroben. Je dunkler und maroder das Gemäuer um den Zahn, desto düsterer die Aussichten im Knochen. Mit seinem Abbau schwindet auch der Halt, und ehe man es sich versieht, fällt der Zahn beim Abbeißen oder Kauen einer harten Schale aus.

Über die Mechanismen, die den Übergang von einer anfänglich banalen Zahnfleischentzündung (Gingivitis) zur Parodontitis bestimmen, besteht zwar noch keine befriedigende Klarheit. Man weiß aber inzwischen, dass die Gewebezerstörung einem Eigentor des Organismus gleichkommt. Denn an seiner Immunabwehr, bei der verschiedene Entzündungsstoffe und Killerzellen gegen die Angreifer zu Felde ziehen, beteiligen sich z. B. auch Enzyme, die wertvolles Collagengewebe (elastische Fasern) an den Zahnwurzeln auflösen. Am Ende gehen weitere Bestandteile des Zahnhalteapparates, Bindegewebe und Knochen und letztlich sogar ganze Zähne verloren.

Anders als früher gilt die Parodontose (fachlich korrekt: Parodontitis) heute nicht mehr als lokaler Krankheitsschaden des Zahnfleischs, sondern als Entzündungserkrankung, die nicht nur die Zähne, sondern den ganzen Menschen erfasst. Das spiegelt sich auch in den vielfältigen Wechselwirkungen zwischen Parodontose und Allgemeinerkrankungen wider. Dazu gehören Risiken, die die Gesundheit im Ganzen bedrohen. Für Erkrankungen etwa der Herzkranzgefäße stellt die Parodontose sogar den größten einzelnen Risikofaktor dar. Einer amerikanischen Reihenuntersuchung zufolge erhöht sich das Risiko, bei einer chronischen Zahnfleischerkrankung auch noch von einem Herzinfarkt oder einer anderen Schädigung durch Blutgerinnsel, z. B. einem Schlaganfall, heimgesucht zu werden, um 25 Prozent.

Vor allem werdende Mütter sollten sich möglichst früh um ihre Mund- und Zahnpflege kümmern. Denn besonders bei schwerer Parodontitis gehen sie ein erhöhtes Risiko ein, eine Frühgeburt zu erleiden. Auch Diabetiker sollten sich vor einer Parodontitis in Acht nehmen, zumal sich der Krankheitsverlauf, besonders bei schlecht eingestelltem Blutzuckerspiegel, bei ihnen verschlimmern kann. Jedes dieser Parodontoserisiken steht und fällt mit der sogenannten Dysbiose im Mund, der Fehlbesiedlung von Mikroorganismen, die verschluckt werden und z. B. Magen-Darm-Komplikationen verursachen können. Auch die gesteigerten Gefahren, an Bronchitis, Lungenentzündungen oder bei Transplantationen und Implantaten an Infektionen zu erkranken, können auf das Konto der Parodontose gehen.

Unter der korrekten wissenschaftlichen Bezeichnung »Parodontose« versteht man heute eine chronische Zahnbetterkrankung ohne Entzündung, bei der es zu einem gleichmäßigen und das ganze Gebiss erfassenden Schwund von Knochen und Zahnfleisch kommt. Typisch für diesen Rückgang, die sogenannte Atrophie, ist das Bild frei werdender Zahnhälse und Wurzeln, die nicht von Zahnfleischtaschen umgeben und verdeckt werden, so dass die Zähne wie verlängert erscheinen. Bei dieser Form von Parodontose kommt es kaum zu Zahnfleischbluten, und die zu erwartende Zahnlockerung tritt erst sehr spät auf. Unter allen Formen der Zahnfleisch- und Zahnbetterkrankungen ist die Parodontose aber nur mit ein bis zwei Prozent vertreten und allgemein-gesundheitlich harmloser als die bakteriell bedingte und gefährlichere Parodontitis. Man nimmt an, dass bei der Parodontose eine systemische Störung des Knochenstoffwechsels, besonders im Zusammenhang mit seinen mineralischen Anteilen, eine wichtige Rolle spielt.

Woran man eine Paradontitis erkennt ...

Blutet es beim Putzen, ist das Zahnfleisch empfindlich, gerötet und vielleicht auch noch geschwollen? Wenn sich das Zahnfleisch zurückgezogen hat und v-förmige Einziehungen bildet, kann das ein Zeichen einer Überbelastung des betreffenden Zahnes sein, z. B. durch dauerhaftes Pressen und Knirschen mit den Zähnen. Haben sich Zahnfleischtaschen gebildet? Um das zu prüfen, kann man selbst einen Zahnstocher vorsichtig zwischen Zahnfläche und Zahnfleisch schieben. Bei mehr als 4 Millimeter Tiefe wird es riskant, dann sollte unbedingt der Zahnarzt nachkontrollieren. Haftet Zahnstein an den Zahnhälsen, oder hat er sich bereits weiter unten angesiedelt? Lassen sich die Zähne auf Druck stärker bewegen als sonst (keine Panik, minimale Zahnbewegungen sind normal), oder hat sich das Aufeinanderpassen der Zähne beim Zusammenbeißen bereits geändert (Zahnwanderung)?

... und was man dagegen tun kann

Wichtig ist, möglichst früh und rechtzeitig mit einem Pflegeplan zu reagieren, am besten nach den Anweisungen des Zahnarztes oder der Prophylaxehelferin. Vorbeugend lassen sich bei konsequenter Pflege die genannten Risiken erstaunlich gut minimieren und die verschiedenen Folgeerscheinungen vermeiden. Die besten und bewährtesten Mittel sind denkbar einfach: eine passende, unverbrauchte Zahnbürste sowie Zahnzwischenraumbürsten und/oder Zahnseide. Natürlich heißt es auch hier: Weg vom Rauchen, Alkoholtrinken und Zuckerkonsum. Regelmäßige Besuche beim Zahnarzt, gegebenenfalls in Verbindung mit professioneller Zahnreinigung, empfehlen sich zweimal pro Jahr. Eine möglichst naturbelassene Ernährung mit überwiegend frischen und vegetarischen Anteilen wie Obst, Gemüse und Salaten hat sich bewährt. Bei der Zusammenstellung sollte man auch darauf achten, was dem Körper guttut und was man verträgt. Gründliches Kauen wirkt immer selbstreinigend, auch durch die bessere Einspeichelung. Ungefähr die Hälfte des geschluckten Speisebreis sollte aus Speichel bestehen. Das Hauptziel ist, die Quantität und Qualität der Mikroorganismen in den Griff zu bekommen, damit diese keine Entzündungsreize mehr verbreiten. Um die Artenvielfalt und das Gleichgewicht der Mundflora und -fauna wiederherzustellen, hilft auch eine Kur mit Effektiven Mikroorganismen (EM), auf die wir an anderer Stelle noch näher eingehen werden. Alle tiefer liegenden Probleme wie die Ablagerungen unterhalb der Zahnfleischgrenze, der Zahnstein und die Konkremente sind Aufgabe des Zahnarztes.

Wie sehr man an seinen Zähnen hängt, sobald man kaum noch welche hat, erlebte ich bei einem älteren Herrn, dessen Schneidezähne durch die Parodontose nach vorn gewandert waren und deren Wurzeln durch den Knochenschwund bereits zum Vorschein kamen. Als ich ihm riet, den Zahnstein entfernen zu lassen, wiegelte er ab. Dieser sei doch inzwischen wie eine Festung, und man könne ja gar nicht sicher sein, ob die Zähne dann noch hielten. Die Logik erinnerte mich an einen morschen Lattenzaun, dessen Streben im Boden schon verfault sind und nur noch durch Querverbindungen zusammengehalten werden.

Plädoyer für den Weisheitszahn

Obwohl die Weisheitszahnproblematik nicht auf einer Krankheit beruht, kann sie doch zu Beschwerden und Fehlfunktionen führen. Dabei sollte man sich allerdings vor einer pauschalen Vorverurteilung des Weisheitszahns in Acht nehmen.

Einer der Gründe, weshalb man Weisheitszähne so schnell und leichtfertig zieht oder herausoperiert, ist eine Theorie, der zufolge die sogenannten Achter als Überbleibsel aus der Frühgeschichte der Menschheit betrachtet werden, für die inzwischen kaum oder gar kein Platz mehr vorhanden sei. Dass manche Menschen nur drei, zwei oder gar keine Weisheitszähne mehr in ihrem Zahnbestand angelegt haben, werten einige Forscher als Indiz dafür, dass sie Zusatzzähne und damit überflüssig seien. Man fragt sich, ob die anderen Zähne, die kleinen Backen- und die Schneidezähne, die ebenso zu Nichtanlagen neigen, bald auch als überflüssig deklariert werden. Dass Weisheitszähne quasi unter dem Generalverdacht stehen, nur Unheil anzurichten, hängt damit zusammen, dass sie so schwer einzuschätzen sind. Und mit der Versicherung, dass sie früher oder später Ärger machen würden, sichert sich natürlich jeder Zahnarzt für den schlimmsten aller Fälle ab. Ob dieser jemals eintreten wird, weiß allerdings niemand. Und meist erfolgt diese präventiv-negative Einschätzung viel zu früh.

Und wie sieht es in der Praxis aus? Wie hört es sich an, wenn Patienten ihre Weisheitszahngeschichte erzählen?

Im Folgenden möchte ich Ihnen ein Gespräch mit einer jungen Patientin in meiner Praxis schildern, die mir als angehende Studentin der Zahnmedizin tatsächlich all die Fragen gestellt hat, die Sie vielleicht auch schon beschäftigt haben oder in absehbarer Zeit beschäftigen werden. Die junge Patientin legte mir eine Röntgenaufnahme auf den Tisch, auf der ihre Weisheitszähne gekippt erschienen. Ihr Zahnarzt wäre der Meinung, sie seien alle vier nicht erhaltungswürdig und müssten möglichst bald gezogen werden. Doch von Freunden habe sie gehört, dass ein solcher Eingriff nicht lustig und in gewisser Weise auch riskant wäre. Bevor sie sich darauf einlasse, würde sie gerne wissen, ob ich das Risiko ähnlich hoch einschätzte wie ihr Zahnarzt.

Ich betrachtete das große Röntgenbild und sah zwei leicht nach vorn zu den Nachbarzähnen gekippte untere Weisheitszähne und zwei obere Weisheitszähne, die ziemlich gerade standen, ohne weitere Auffälligkeiten. Dann fragte ich sie nach allgemeinen oder lokalen Beschwerden, besonders nach Schmerzen, und inspizierte ihre Zähne, den Mund und die Kiefer, tastete die sogenannte Achterregion ab, den Bereich am Ende der Zahnreihe, wo die Weisheitszähne ihren Sitz haben. Alles ohne Befund. Einer der hinteren Höcker des linken unteren Weisheitszahns lugte schon durch das Zahnfleisch, jedoch ohne Rötung, Schwellung oder sonstige Entzündungsmerkmale. Das Röntgenbild zeigte, dass der andere, der rechte untere Weisheitszahn ähnlich geneigt, aber etwas tiefer lag, so dass sein Durchbruch erst später zu erwarten war. Auf meine Frage, warum denn überhaupt alle Weisheitszähne entfernt werden sollten, bemerkte die Patientin, es wäre ihr versichert worden, dass es keinen Sinn mache, diese Zähne zu behalten. Sie würde früher oder später Probleme bekommen, Entzündungen und Schmerzen, die womöglich noch Komplikationen beim operativen Eingriff mit sich bringen würden. Außerdem würden nach vorn gekippte Weisheitszähne auf die benachbarten Backenzähne drücken und infolgedessen die ganze Zahnreihe zusammenschieben, so dass sich vorn die Schneidezähne wieder eng und schief stellen würden.

Warum *wieder* schief, hakte ich nach. Ob sie denn eine kieferorthopädische Behandlung habe durchführen lassen.

Ja, sagte sie, aber diese wäre bald beendet, und sie trage nur noch die Retainer. Retainer sind anatomisch eng angepasste Schienen, die nach dem Abschluss der Behandlung überwiegend nachts getragen werden, um einen Rückfall in den Schiefstand zu verhindern.

Aber wenn sie sich die Weisheitszähne ziehen lasse, brauche sie sich nach dieser Logik doch um einen Rückfall in den Schiefstand keine Sorgen mehr zu machen, wendete ich ein.

Doch, doch, insistierte die Patientin. Da man da nicht sicher sein könne, sei sogar eine festsitzende Fixierung, ein sogenannter Lingualretainer, hinter den oberen und unteren Frontzähnen vorgesehen. Damit werden alle sechs Frontzähne von Eckzahn zu Eckzahn über einen angeklebten dünnen Draht dauerhaft miteinander verblockt.

Ach so, folgerte ich, auch ohne Weisheitszähne werde in ihrem Fall also mit Rückfällen gerechnet. Das habe sie auch gleich gefragt, und ihr sei erklärt worden, dass Sicherheit und Kontrolle doch vorrangig wären. Man könne ja nie wissen. Wenn man den herausnehmbaren Retainer mal vergesse, sei es schon geschehen. Und überhaupt, was da alles passieren könne, mit dem Kiefergelenk, wegen der wieder schief gewordenen Zähne und der entstandenen Bissverschiebung. Das sei schon richtig so, habe man ihr erklärt.

Ganz offenbar hatte sie das alles aber nicht überzeugt, sonst wäre sie ja nicht zu mir gekommen. Ich fragte sie nach weiteren Röntgenaufnahmen abgesehen von derjenigen, die nun bei mir auf der Leuchtplatte lag, und sie wollte wissen, warum ich mich so dafür interessierte.

Ganz einfach deshalb, weil man aufgrund einer einzigen Momentaufnahme nicht sagen kann, ob die Weisheitszähne nicht doch auf einem guten Weg sind und sich möglicherweise schon ein Stück weit aufgerichtet haben. Um das festzustellen, braucht man den Vergleich von mindestens zwei Röntgenbildern, die in einem Abstand von ungefähr einem Jahr gemacht wurden.

Die junge Patientin gab mir zwei weitere Röntgenbilder vom Vorgänger ihres jetzigen Zahnarztes, die ich zusammen mit der dritten Aufnahme in chronologischer Reihenfolge auf die erleuchtete Mattscheibe klemmte. Mit dem Stift zeigte ich ihr, wie sich die Zahnachsen allmählich senkrechter gestellt hatten. Aufgrund der günstigen Aufrichtungstendenz ihrer Weisheitszähne sähe ich keine Notwendigkeit, diese gesunden Zähne zu opfern, selbst wenn sie während der Durchbruchsphase eventuell gewisse Probleme bereiteten. Erfahrungsgemäß könne man davon ausgehen, dass sie sich regulär einreihen würden. Oft fänden sie zwar zunächst nicht den nötigen Platz, aber das störe sie und die Patienten meistens nicht. Weisheitszähne haben es nicht eilig, kommt Zeit, kommt Raum. Und der Zeitraum, bis diese kleine, manchmal etwas lästige Geburt überstanden ist, kann sich bis zum dreißigsten Lebensjahr hinziehen.

Wie da noch Platz entstehen solle, war der Patientin ein Rätsel. Schließlich sei doch alles schon ausgewachsen.

Ich lenkte ihre Aufmerksamkeit auf die älteren Aufnahmen, die zwei Jahre alt waren, und zeigte ihr, dass die Platzverhältnisse damals noch viel enger waren. Selbst wenn die großen Röhrenknochen, die Extremitäten, schon ausgewachsen sind, stecken in den Kiefern oft noch Wachstumsreserven, besonders in den sogenannten Alveolarknochen, den Kieferkämmen, in denen sich die Zähne bilden und verwurzeln. Diesem Potenzial kann man bis ins hohe Alter noch so manches entlocken.

Aber wie könne man denn wissen, ob da erstens Reserven vorhanden seien und ob zweitens ein solches Nachwachsen auch in Gang komme, fragte die Patientin skeptisch nach.

Während meiner langjährigen Praxis konnte ich spontane Entwicklungen wie im Fall der jungen Patientin immer wieder beobachten. Diese können durch Verlaufskontrollen an Röntgenbildern verfolgt und nachgewiesen werden. Allerdings sollte man es den Weisheitszähnen nicht gleich übelnehmen, wenn sie besonders im Unterkiefer einen krummen Weg einschlagen. Weil sie im wahrsten Sinne des Wortes im hintersten Winkel, also am Übergang vom horizontalen zum aufsteigenden Ast des Unterkiefers herauswachsen, sind sie keine Senkrechtstarter wie alle übrigen Zähne. Hinzu kommt, dass die Aufwärtskurve so eng ist, dass ihnen zunächst nur die Möglichkeit bleibt, sich nach vorn zu den Nachbarzähnen zu neigen. Das kann sich aber im günstigen Fall völlig ändern: Erstens kann sich der horizontale Ast des Kiefers durch das spontane Wachstum so strecken, dass dieser Zahn nach vorne mitgenommen und dabei aufgerichtet wird, zweitens können bestehende enge Bissverhältnisse durch spezielle Zahnspangen und mundmotorische Übungen korrigiert werden. Damit lassen sich die Platzverhältnisse und Durchbruchsmöglichkeiten für die Achter deutlich verbessern.

Dann wären die Weisheitszähne also doch kein überflüssiges Relikt aus unserer stammesgeschichtlichen Vorgeschichte, fragte mich die junge Patientin.

Knochenfunde unserer homininen Vorfahren zeigen zwar, so antwortete ich ihr, dass zwischen dem aufsteigenden Ast des Unterkiefers und dem Weisheitszahn früher mehr Abstand zur Verfügung stand. Diese Befunde erklären aber nicht die heutigen großen individuellen Unterschiede und Entwicklungsmöglichkeiten in den Kieferknochen. Wenn wir für die Weisheitszahnkomplikationen nur die Evolution verantwortlich machen würden, wäre es wohl kaum möglich, so viele Achter in den Zahnreihen zu sehen, die ihren Weg ganz alleine finden.

Während meines Studiums in Brasilien zeigte uns ein Professor Bilder von Indios aus dem Amazonasgebiet, die er dort untersucht und behandelt hatte. Die Alten hatten meistens völlig gerade und gesunde Zähne inklusive der Weisheitszähne. Bei den jungen Indios, die ihre Ernährungsweise bereits der modernen Zivilisation angepasst hatten, war das nicht mehr so.

Entwicklung und Kieferwachstum, wissen wir heute, werden nicht nur durch die Gene, sondern auch durch die Funktionen, die alltäglichen Aktivitäten des Einzelnen bestimmt. Man muss die Zähne auch richtig benutzen, damit sie in und mit ihrem Kieferknochen angemessen wachsen. Und das heißt wieder einmal: Kauen, kauen, kauen.

Da ich in Sachen Weisheitszähne oft um Rat gefragt werde, habe ich inzwischen viele unterschiedliche Fallgeschichten erlebt, die ich bis dahin nicht für möglich gehalten hätte. Aus meiner großen Sammlung von Röntgenaufnahmen kann ich daher heute folgenden Schluss ziehen: Der Weisheitszahn weiß manchmal nicht, was er will. Manchmal fehlt einer, mehrere oder alle. Manchmal richten sich die unteren Achter aus einem stärkeren Neigungswinkel spontan auf und brechen ohne Komplikation durch. Ein anderes Mal kommen sie regulär brav und aufrichtig, und man rechnet nicht mit Problemen. Beim

Durchbrechen entzündet sich dann das Zahnfleisch, was mitunter so schmerzhaft ist, dass der Betreffende kaum essen kann. Und so etwas passiert natürlich immer zur falschen Zeit. Beim einen Patienten stehen Prüfungen an, den anderen erwischt es im Urlaub oder anderswo am falschen Ort.

Auf Glück oder Pech haben wir keinen Einfluss. Wir können aber die Risiken, in eine solche Lage zu kommen, durchaus mindern. Ich empfehle jenen, die ihre Weisheitszähne nicht sinnlos opfern wollen, einen Dreistufenplan.

1. Bei positiver Verlaufskontrolle (spontane Aufrichtung bzw. Einordnung des Zahnes) abwarten, beobachten, und das bei bester lokaler Pflege und Hygiene zur Vermeidung von Entzündungen.
2. Kauübungen zur Stimulation und Förderung des Zahndurchbruchs, z. B. mittels eines elastischen Kauschlauchs aus Latex (ersatzweise Saugkörper eines Schnullers verwenden).
3. Kieferorthopädische Maßnahmen, z. B. zur Nutzung verbleibender Wachstumsreserven (oft möglich bei fehlender Bisshebung oder fehlendem Ausgleich eines Rückbisses), oder, zur Vermeidung von Entzündungen, das Entfernen von störendem Zahnfleisch bzw. die Freilegung der Zahnkrone.

Und wenn die Weisheitszähne mit oder ohne all diese Maßnahmen stur stehen bleiben und sich nicht mehr von der Stelle rühren?

Dann *können* sie Beschwerden verursachen, aber das muss nicht sein. Wenn die Betroffenen aber unter unangenehmen lokalen Spannungs-, Druck- oder Schmerzgefühlen leiden, Kopfschmerzen oder gar Migräne bekommen, wenn hartnäckige Entzündungen oder gar Wurzel- und

Knochenresorptionen (Auflösungsdefekte) an den Nachbarzähnen oder umgebenden Bereichen durch die Achter
entstehen, dann sollte man sie nicht im Kiefer belassen.
Auch systemische Fernwirkungen verlagerter Achter am
Herzen oder am Dünndarm sowie Schwindel oder Leistungsabfall sollte man aus Sicht der traditionellen chinesischen Medizin in Betracht ziehen. Kommen keine anderen
Gründe für die genannten Beschwerden in Frage, dann
müssen die Weisheitszähne raus.

Und wenn diese Zähne nur verlagert sind, sonst aber
keinerlei Schwierigkeiten bereiten, weil sie im Knochen
unterm Zahnfleisch still und friedlich hocken bleiben?
Beinahe wöchentlich bekomme ich E-Mails mit Röntgenbildern und Anfragen über genau solche »schiefen«, aber
stummen Achterfälle. Und ich sage: Abwarten und Tee
trinken.

Aus dem Dornröschenschlaf erwacht –
wenn Weisheitszähne Lücken nützen

Verborgene Weisheitszähne werden manchmal aus ihrem
Dornröschenschlaf geweckt, wenn ein benachbarter oder
naher Backenzahn dran glauben muss. Dann kann man
diese vollwertigen, gesunden und noch einsatzfähigen
Zähne förmlich aus der Reserve locken. Man lässt sie sozusagen als Stand-by in die Lücke des fehlenden Nachbar-
zahnes wachsen oder hilft ihnen kieferorthopädisch auf
den Weg dorthin. Die Menschen werden zusehends älter,
aber die Zahl ihrer Zähne nimmt in zunehmendem Alter
stärker ab. Wenn die Kieferknochen dann hinten keinen
Platz und Halt mehr bieten, um eine Prothese, Brücke
oder Implantate aufzunehmen, kann so ein Reservist noch
einmal groß rauskommen. Gerade hinten, wo oft Pfeiler
fehlen, kann man nun auf ihn bauen. Menschen, die an

später denken, werden die Weisheitszähne nicht leichtfertig als überflüssig abtun. Die Achter können dann sogar die allerletzte Rettung sein.

Der Stillstand der »stummen« Achter bedeutet auch: Weisheitszähne können gar keine Schubkraft in dem Sinne entfalten, dass sie mehrere oder alle übrigen Zähne verschieben. Die mechanistische Verschiebeerklärung, die eher zu einem Dominoeffekt passen würde, konnte wissenschaftlich nie erhärtet und inzwischen sogar widerlegt werden. Das heißt, dass man bei vielen Weisheitszahnextraktionen, die zur Vorbeugung gegen Zahnengstände durchgeführt wurden, von einer falschen Annahme ausgeht. Und damit nicht genug: Eine vermutlich ähnlich hohe Anzahl von gesunden Zähnen, meist kleine Backenzähne, fallen der Zange zum Opfer, weil für sie angeblich nicht genügend Platz im Kiefer zur Verfügung steht. Doch eigentlich ist es die Aufgabe von Zahnärzten und Kieferorthopäden, gesunde Zähne zu erhalten und kieferorthopädisch einzuordnen. Ziehen müssen wir sie eher selten, wenn wir das noch nicht abgeschlossene Wachstum der meist jugendlichen Patienten zur Raumschaffung nutzen und steuern und den Kieferknochen durch sogenannte Funktionsgeräte und mechanisch wirkende Spangen formen und nachentwickeln. Funktionsgeräte sorgen, wie der Name schon sagt, für das bessere Funktionieren des Mundes: Sie erschweren die Mund- und fördern die Nasenatmung, während sie gleichzeitig den Schluckmechanismus normalisieren. Da sie auch zu einem korrekten Zusammenbeißen der Zähne führen, verbessern sie auch die Kaufunktion. Alles zusammen wirkt wiederum als Entwicklungshilfe und Wachstumsimpuls für die Kieferknochen. Ein zurückliegender Unterkiefer etwa kann dann aufholen und nach vorn wachsen. Durch den anschließenden Einsatz mechanischer Zahnspangen (auch

Brackets), die mit ihren Regulierkräften direkt an den Zähnen ansetzen, baut sich noch mehr Knochen auf. Damit entsteht mehr Raum für die Einreihung der Zähne. Da man oft nicht weiß, was einen Weisheitszahn bewegt, bleibt nur die Abwägung der Risiken. Dazu gehören auch die chirurgischen Maßnahmen. Sie können schon beim operativen Eingriff Komplikationen wie Nervenschädigungen mit anschließendem Taubheitsgefühl oder Kiefergelenksprobleme nach sich ziehen. Die Wundheilungen danach verlaufen nicht immer einwand- und beschwerdefrei, und das entstandene Narbengewebe kann als Spätfolge zum Störfeld für die Gesundheit werden. Dazu zählen auch chronische Entzündungen an den Knochen, die nur oberflächlich verheilen, in der Tiefe aber still ihr Unwesen treiben. Sie können sich förmlich hinter den massiven Wänden der Kieferknochen verstecken und bleiben dann auch auf Röntgenbildern unerkannt. Wenn die in den Körper gelangenden Entzündungsstoffe, Abbauprodukte und Zellgifte nicht abgewehrt, das heißt reguliert oder ausgeschieden werden, kann der Organismus auf Dauer geschwächt und sogar geschädigt werden.

So hat es ausgerechnet mich selbst mit den Weisheitszähnen heftig erwischt. Aus Unwissenheit ließ ich sie mir als Student an der Uni ziehen, obwohl sie keine wirklichen Beschwerden verursachten. Erst zehn Jahre später, als ich unter ständiger Erschöpfung, Stirnhöhlen- und Dünndarmentzündungen litt, diagnostizierte ein bekannter Zahnarztkollege den (damals) so genannten *Zahn- und Knochenherd*, entfernte die oberste Knochenschicht über der brüchigen Entzündungsstelle und machte diese sauber.

Ich kam wieder zu Kräften, meine Abwehr funktionierte wieder, doch spürte ich vorübergehend meine Nieren. Das erklärte man mir mit ihrer Organbeziehung zu den Schneidezähnen, die beinahe zeitgleich entfernt wurden.

Man wertete das Phänomen als eine Art Überreaktion auf die Sanierung des Störfelds. Auch diese eigenen Erfahrungen haben mir die Augen dafür geöffnet, wie weit solche Fern- und Wechselwirkungen reichen können.

KIEFERORTHOPÄDISCHE PROBLEME: VERFORMTE KIEFERKNOCHEN UND ZAHNFEHLSTELLUNGEN

Das charakteristische Merkmal einer Kieferfehlstellung besteht darin, dass Ober- und Unterkiefer verschoben sind, also in einem Missverhältnis zueinander stehen. Für Zahnfehlstellungen gilt dasselbe: Die Zähne des Oberkiefers sitzen nicht gegengleich auf den Zähnen des Unterkiefers. In beiden Fällen handelt es sich um Missverhältnisse, die meist zusammenhängen. Ihr gemeinsamer Nenner ist die Verformung des Ober- wie des Unterkiefers. Diese Verformung beruht auf einer Fehlbildung der jeweiligen Knochen, die die Zähne hervorbringen und beherbergen. Fehlgebildete Kieferknochen sind meistens das Ergebnis von Entwicklungs- und Wachstumsstörungen in der frühen oder späteren Kindheit.

Wie im ersten Kapitel beschrieben, brechen die Zähne, sowohl die Milch- als auch die bleibenden Zähne, durch, wenn ihre Zeit gekommen ist. Wie den Autos auf zu engen Parkplätzen fehlt es ihnen dann aber oft an dem nötigen Raum für ihre Einreihung. Wer später oder zu spät kommt, parkt vor oder hinter seinem angestammten Platz. Wer keine Lücke vorfindet, stellt sich eben in zweiter Reihe auf in der Hoffnung, dass vielleicht später eine Spange – und hoffentlich nicht die Zange! – zum Zuge kommt. Bevor

wir zu den genauen Ursachen kommen, schauen wir uns
zunächst einmal die am weitesten verbreiteten Fehlstellungen an.

Rückbiss, Vorbiss, Kreuzbiss, Tiefbiss und offener Biss

Die meisten Zahnfehlstellungen und Kieferfehlbildungen
bestehen aus sogenannten Rückbissen und Tiefbissen oder
beiden zugleich. Rückbisse erkennt man, wie der Name
schon sagt, daran, dass die Zähne des beweglichen Unterkiefers beim Zusammenbeißen vorne nicht passend mit
allen Oberkieferzähnen in Kontakt kommen, sondern
weiter hinten. Im Extremfall zeigen die Betroffenen ein
fliehendes Kinn. Das, was man allgemein als Überbiss
bezeichnet, sind also meistens Rückbisse. Sie entstehen
in der Regel dadurch, dass sich die unteren Frontzähne zu-
rückstellen und dabei gleichzeitig oft tief, d. h. oben in den
Gaumenbereich hineinragen und dort vielleicht sogar die
Schleimhaut berühren. Diese Form der Kieferfehlstellung,
bei der die unteren Frontzähne, also Schneide- und Eckzähne, im Verhältnis zu den oberen Frontzähnen eine Stufe bilden und dabei tief in die Gaumenregion hineinbeißen
(der sogenannte tiefe Rückbiss), ist sehr verbreitet. Dagegen ist der Vorbiss, bei dem es sich genau umgekehrt verhält – die Frontzähne des Unterkiefers stehen gegenüber
denjenigen des Oberkiefers vor –, viel weniger verbreitet.
Ebenso wie der Rückbiss kann auch der Vorbiss eine tiefe
Bisslage aufweisen. Hier sind es dann die oberen Frontzähne, die tief in den Unterkieferbereich hineinragen. Dadurch, dass beim Vorbiss die unteren Zähne falsch herum,
nämlich vor den oberen stehen, handelt es sich hier um
einen sogenannten frontalen Kreuzbiss.

Es gibt auch seitliche Kreuzbisse: Hier können rechts oder links die Backenzähne ebenso falsch verzahnt sein. Dann stehen die unteren Backenzähne jeweils weiter außen als die oberen. Der richtige Biss gleicht einer Schachtel mit einem passenden Deckel, wobei der obere Zahnbogen den unteren vollständig umfasst.

Bei einer tiefen Bisslage ragen die Frontzähne des Unterkiefers weit in das Gewölbe des Oberkiefers hinein. Der offene Biss zeigt das Gegenteil: Anstatt dass sich die Zähne überlappen, kommen sie erst gar nicht in Kontakt. Offene Bisse können sowohl vorne als auch an den Seiten entstehen, wobei jeweils das Zusammenbeißen der Zähne unmöglich ist. Ähnlich verhält es sich mit den sogenannten Scherenbissen, wenn etwa kleine und große Backenzähne ohne Kontakt sind und aneinander vorbeibeißen. Ähnlich wie beim Krokodil bleibt einem beim offenen oder Scherenbiss nur noch das Schlingen.

Bei diesen verschiedenen Missverhältnissen zwischen beiden Kiefern, den Bissverschiebungen, gesellen sich oft Verschiebungen der Zähne, sogenannte Zahnfehlstellungen, dazu. Meistens sind es wieder die Frontzähne, die nicht in Reihen, sondern versetzt stehen und wegen des Platzmangels sogenannte Engstände bilden.

Menschen mit schiefen Zähnen haben also meistens beides: einen Fehlbiss, etwa den beschriebenen Rückbiss/ Vorbiss/Kreuzbiss, *und* zusätzlich Fehlstellungen der einzelnen Zähne. Während sich die Bissverschiebung auf das (Miss-)Verhältnis der beiden Kiefer zueinander bezieht, betrifft die Zahnfehlstellung das (Miss-)Verhältnis der Zähne untereinander im jeweiligen Kiefer.

Ursachen von Kieferanomalien

Wenn man weiß, wie Kieferanomalien entstehen, dann kann man auch gut nachvollziehen, wie sich diese vermeiden oder wieder regulieren lassen. Im Wesentlichen haben Kieferanomalien folgende Ursachen:

1. Vererbung (genetisch bedingt),
2. Komplikationen bei der Geburt,
3. Fehlfunktionen beim Kauen, Saugen und Schlucken,
4. Atmungsstörungen, besonders die Mundatmung,
5. Gewohnheiten wie Daumenlutschen oder Schnullergebrauch, Zähneknirschen, Zungenpressen und Lippenbeißen sowie
6. Infektions- und andere Krankheiten.

Vererbung

Über die Ursachen und Entstehungsprozesse von Kieferanomalien und Zahnfehlstellungen weiß man allgemein noch sehr wenig. Heute spricht man einerseits von genetischen, d. h. ererbten, und andererseits von epigenetischen, d. h. hinzugekommenen bzw. erworbenen Faktoren. Die noch relativ junge Epigenetikforschung liefert zunehmend Hinweise und Beispiele dafür, dass Anlagen zwar in den Genen festgeschrieben sind, die Umsetzung ihrer Baupläne aber von den Lebensumständen, auch von medizinischen Maßnahmen, beeinflusst werden. So können bestimmte epigenetische Anhängsel durch einen An- und Ausschaltmechanismus (mit)entscheiden, ob sich eine bestimmte Erbinformation, z. B. über ein Wachstumshormon, körperlich auswirkt. Diese Ergebnisse legen nahe, dass auch bestimmte Zahnfehlstellungen und Kieferfehlbildungen zwar eine (Prä-)Disposition, eine tendenzielle

Veranlagung, mitbringen. Sie können aber durch ungünstige Einflüsse während der Embryonal- und Kindesentwicklung negativ verändert werden. Die Behauptung, dass Kinder gleiche Schiefstände vom Vater oder von der Mutter vererbt bekommen und nicht selbst erworben haben, dürfte somit auf wackligem Boden stehen. Jeder Mensch ist immer das Produkt von beidem, von Erbanlagen und Lebensumständen, die mit Belastungen, Erkrankungen und schlechten Gewohnheiten z.b. in den Bereichen Bewegung und Ernährung einhergehen. Epigenetiker betonen auch, dass die Folgen unserer Essgewohnheiten epigenetisch »mitvererbt« werden, z.b. durch sogenannte Histone oder Methylgruppen, die auf den Genen sitzend von einer Art Mitspracherecht Gebrauch machen. So ist zu vermuten, dass sie auch die Kieferentwicklung mitbestimmen. Letztlich lässt sich an einer bestehenden Kieferfehlbildung nur schwer feststellen, wie stark sich jeweils genetische Anlagen und epigenetische Einflüsse durchgesetzt haben. Da die meisten Kieferanomalien aber zumindest teilweise erworben sind, lassen sie sich auch behandeln.

Es gibt aber auch Kieferanomalien, die eine besonders stark erbliche Komponente haben und deshalb im Jugendalter oft nur noch schwer zu behandeln sind. Wenn man sie allerdings schon im Milch- oder frühen Wechselgebiss mit kieferorthopädischen Funktionsgeräten behandelt, bekommt man sie über ihre epigenetischen Entstehungsfaktoren mitunter erstaunlich gut in den Griff. Die Rückfälle (Rezidive) nach einigen Behandlungen zeigen aber auch, dass man den wahren Ursachen und Entstehungsmechanismen der Kieferanomalien noch längst nicht auf die Schliche gekommen ist.

Geburtskomplikationen

Schon im Mutterleib kann es eng werden, wenn der Fötus in eine Beckenendlage gerät. Das kann (sensomotorische) Wahrnehmungs- und Bewegungsbeeinträchtigungen nach sich ziehen, insbesondere wenn die Geburt erschwert oder gar traumatisch verläuft. Dann kann der Gehirnschädel, der als erster Körperteil durch den Geburtskanal gleitet, Verformungen oder Verletzungen erleiden, die das Nervengewebe, vorzugsweise im Hirnstamm, in Mitleidenschaft ziehen. Aus dem Hirnstamm in der oberen Region der Halswirbelsäule treten wichtige Hirnnervenstränge, die sich besonders in der Kiefer-Gesichts-Region verästeln. Das sind u. a. die Hirnnerven Nervus facialis, Nervus hypoglossus (zuständig für die Motorik der Zunge) sowie der Nervus vagus, von dem u. a. die motorische Steuerung von Kehlkopf, Rachen und oberer Speiseröhre ausgeht.

Zu erkennen ist eine ungünstige Geburtslage oder eine traumatische Geburt an bestimmten Asymmetrien, etwa an einer schiefen Nase, unterschiedlich geformten und gewachsenen Gesichtshälften oder einer verschobenen Kinnpartie. Nase und Unterkiefer lassen sich wegen ihrer exponierten Stellung besonders leicht verformen. Ähnlich gefährdet ist die obere Halswirbelsäule, deren zarte Kopfgelenke besonders während der Presswehen durch den nachrückenden Rumpf gestaucht und blockiert werden können.

Spätestens wenn das Kind durch sein Verhalten (Schreikinder), seine Entwicklung, Wahrnehmung, Bewegung oder Schiefhaltung auffällig wird, sollte ein Arzt, Neurologe oder Orthopäde, zu Rate gezogen werden. Manchmal reicht schon der geschulte Handgriff eines Osteopathen oder Orthopäden, um die verkanteten und verstellten Schädelknochen und Gelenke zu mobilisieren und wieder in ihre symmetrische Ursprungslage zurückzuführen.

Der Kieferorthopäde Fritz Bahnemann hat darauf hingewiesen, dass nicht nur mechanische Verformungen durch die Geburt Kiefer- und Zahnfehlstellungen nach sich ziehen, sondern auch innere Blutungen und andere Schäden im Gehirn, die die Kontroll- und Steuerfunktionen des zentralen Nervensystems nachhaltig beeinträchtigen können. Das verändert und schwächt die natürlichen und selbsttätigen Kräfte, die beim Auf- und Umbau der Knochen- und Weichgewebe wirken. Als Folge können Einschränkungen des Wachstums und der Entwicklung entstehen, weil das fein aufeinander abgestimmte Zusammenspiel des Atmens, Saugens und Schluckens außer Kontrolle gerät.

Fehlfunktionen beim Kauen, Saugen und Schlucken

Damit sind wir auch schon bei der zweiten Ursache für Kiefer- und Zahnfehlstellungen, den Saug- und Schluckstörungen. Spätestens wenn das Kopfkissen durchnässt ist oder das Kind extrem viel speichelt, wird offensichtlich, dass die Saug- und damit auch die Schluckfunktion beeinträchtigt ist.

Ob wir es wollen oder nicht, wir müssen ständig unseren Speichel schlucken. Ständig, rund hundert Mal in der Stunde saugen und sammeln wir unseren Speichel vor und mit dem Schlucken. Und nicht nur das Trinken erfordert Saugmomente. Unser Essen, der ganze Akt des Kauens bliebe stecken, hätten wir nicht die Fähigkeit, den Speisebrei saugend hin und her zu bewegen. Wir kämen kaum auf den Geschmack, wenn wir ihn nicht während des Zerstückelns und Zermahlens zwischen Zunge und Gaumen verteilen und dadurch wahrnehmen würden. Damit der Speisebrei vom Mundboden auf den Zungenrücken gebracht und in die Speiseröhre befördert werden kann, braucht man einen intakten Saug-schluck-Mechanismus. Dabei handelt es sich um einen höchst komplexen und koordiniert gesteuerten Bewegungsablauf, an dem circa dreißig Muskeln mitwirken. Aber wer denkt bei Kindern, die auch in fortgeschrittenem Alter noch beim Essen kleckern, schmatzen und mümmeln, an die sogenannte glossolabiale Dyspraxie, die verminderte oder fehlende Fähigkeit, Zunge und Lippen willkürlich und richtig zu kontrollieren? Diese gar nicht so seltene Funktionsschwäche, die wir vielleicht mit dem Älterwerden irgendwie zu kompensieren oder zu kaschieren gelernt haben, kann uns im hohen Alter oder bei einem schwachen Allgemeinzustand wieder einholen.

Eine dergestalt unkoordinierte Mundmotorik, die den Essvorgang nicht korrekt kontrollieren kann, gerät manchmal auch beim Sprechen ins Stolpern. Kinder, die Probleme mit dem Essen und dem Sprechen haben, zeigen oft noch ganz andere Auffälligkeiten oder Störungen. Dazu gehören Verformungen der Kieferknochen und Fehlstellungen der Zähne, manchmal schon bevor die bleibenden Zähne durchbrechen. Hier lässt sich die Frage, was zuerst kam, das Huhn oder das Ei, nicht schlüssig beantworten. Die Antwort würde auch nicht weiterführen, denn es kommt auf die Zusammenhänge an, die Tatsache nämlich, dass Saug- und Schluckstörungen zu knöchernen Verformungen und Verschiebungen führen können und umgekehrt. In diesen Fällen empfiehlt es sich, mit Hilfe eines Logopäden die vorsprachlichen Mundfunktionen, das richtige Atmen, Saugen, Kauen und Schlucken zu üben. Oft erübrigen sich dann spezifische Sprechübungen, wie sie Logopäden gewöhnlich mit dem Artikulieren von Wörtern durchführen, weil mit der Behandlung der Mundmotorik nicht nur das Ess-, sondern auch das Sprechproblem behoben wird.

Mundatmung

Auch durch eine exzessive Mundatmung, die wir bereits ausführlich besprochen haben, kann es zu einer Fehlhaltung der ganzen unteren Gesichtspartie und Mundregion kommen. Die Grundspannung der Lippenmuskeln lässt nach, so dass der Mundschluss kaum noch oder gar nicht mehr aufrechterhalten werden kann.

Die Zunge, die normalerweise im entspannten Zustand am Gaumendach ruht, muss sich aufgrund der fehlenden Nasenatmung eine neue Bleibe suchen und verlagert sich in den Unterkiefer, damit die Atemluft über sie hinweg in den Rachen gelangen kann. Der Unterkiefer, der sich mit seinem Gewicht bei gesunder Nasenatmung in einem leichten Schwebezustand befindet, verliert dadurch seine ursprüngliche Haltung und sackt nach hinten ab. Die unausgeglichenen Spannungsverhältnisse, die Form- und Lageveränderungen der Lippen-, Zungen- und Kaumuskeln verschieben das Kräftegleichgewicht und das Zusammenspiel der oralen Funktionspartner. Folglich können alle Mundfunktionen, oft auch das Schema des Schluckreflexes, mehr oder weniger aus dem Takt geraten, ebenso wie die Entwicklung und das Wachstum der Kieferknochen, die mit Verformungen einhergehen und eine gegenseitige Anpassung der oberen und unteren Zahnreihen verhindern.

Daumenlutschen und Schnullergebrauch

Das älteste, einfachste und billigste kieferorthopädische »Reguliergerät« ist der Daumen, an dem so mancher gerne lutscht. Man braucht nur regelmäßig und lange genug an ihm zu nuckeln, dann modelliert er sich eine Öffnung zwischen den Zahnreihen, meistens einen sogenannten lutschoffenen Biss. Im Extremfall können dabei die Kieferknochen so verformt werden, dass das entstandene Loch die Ausmaße eines Daumenquerschnittes annimmt. Gleichzeitig kann auch die Lage des Unterkiefers gegenüber dem Oberkiefer in verschiedene Richtungen, meistens nach hinten oder zur Seite, verschoben werden. Auch ein sogenannter Kreuzbiss kann entstehen, wenn die obere Zahnreihe die unteren Zähne nicht mehr rundherum umfasst. Dann stehen meistens einige kleine oder große Backenzähne nicht mehr regulär nach außen, sondern nach innen in Zungenrichtung versetzt. Durch diesen Fehlbiss verlagert sich auch der Unterkiefer oft aus der Mitte heraus zu einer der Seiten. Kreuzbisse im seitlichen oder frontalen Zahnbereich können auch ohne Lutschgewohnheit spontan entstehen, z. B. durch eine erschwerte Geburt, durch Mundatmung, falsches Schlucken, Zungenpressen, einseitiges Kauen, Zähneknirschen oder andere Gewohnheiten.

Nuckeln kann man im Übrigen auch ohne Daumen oder Schnuller oder einen anderen Saugkörper. Man lutscht einfach mit und an der Zunge selbst, indem man sie vor- und zurückbewegt. Mit der Zeit kann durch diese Zungenbewegung in der Mundhöhle einiges angerichtet werden. Durch ihre Geschicklichkeit und Beharrlichkeit ist die Zunge in der Lage, nicht nur die Zahnstellung in alle mögliche Richtungen, sondern auch die Position und Form beider Kiefer zu verändern. Sie muss nur regelmäßig und gleichmäßig lange genug am Zahn bleiben, damit dieser seine Stellung ändert.

Studien haben ergeben, dass es dafür nur einer geringen Kraft bedarf, etwa so schwach wie der Druck, mit dem man ein Ohr an die Kopfhaut drücken kann. Entscheidend ist, dass ein starker Druck oder Zug von kurzer Dauer, etwa einige Sekunden, festigend auf die Zähne wirkt, wenn er mit Unterbrechung oder rhythmisch wie beim

Kauen, Saugen und Schlucken ausgeübt wird. Die Kraftlinien (Trajektorien), die sich auf den ganzen Kiefer und Schädel übertragen, wirken stimulierend auf die Bildung und Formung der Knochengewebe. Dagegen bewirkt ununterbrochener Druck oder Zug, auch wenn er nicht sehr stark ist, das Gegenteil: Die Zähne bewegen sich allmählich von der Kraftquelle weg, und das Knochengewebe baut sich dort ab, wo es den Zahn hintreibt, und da wieder auf, wo der Zahn vorher gestanden hat. Auch andere Knochenregionen, wo keine Zähne stehen, etwa das Gaumengewölbe, können wie im Fall des lutschoffenen Bisses starke Formveränderungen erfahren.

Infektionskrankheiten

Es gibt aber noch eine ganz andere Störungskette, die die Weichen für gesunde Mund- und Grundfunktionen verstellen kann. Es sind die wiederkehrenden, oft chronischen Infektionskrankheiten der Atemwege. Die häufigsten sind Schnupfen, Hals- und Mandelentzündungen, Bronchitis, Mittelohr- oder Nasennebenhöhlenentzündungen. Wie schnell die Durchlässigkeit der Nasen- und Nebenhöhlenwege versperrt sein kann, weiß jeder aus eigener Erfahrung. Es reicht schon ein kleiner grippaler Infekt, und schon ist die Nase dicht. Solange der Schnupfen das normale Maß nicht übersteigt und sich nicht allzu häufig und zu lange festsetzt, braucht man sich keine Gedanken zu machen. Um jedoch der so weit verbreiteten und gesundheitsschädigenden Mundatmung vorzubeugen, sollte man die Nasen von Babys und Kleinkindern sauber halten. Bei Babys kann man das mit Hilfe eines kleinen Saugbalgs tun, den man in der Drogerie kaufen kann. Kleinkinder sollte man recht bald zum regelmäßigen Naseputzen anhalten. Hilfreiche Unterstützung dabei findet man im Kinderbuchladen, wo Häschen oder andere liebenswerte Figuren vormachen, wie es geht. Wenn der Luftweg über die Nasenhöhlen zu lange und zu oft behindert wird, kann auch das Mittelohr in Mitleidenschaft gezogen werden, das über die Nasenatmung besser belüftet wird.

ERSTE VERSUCHE DER REGULIERUNG – ANFÄNGE UND FORTSCHRITTE DER KIEFERORTHOPÄDIE

Als man in den 1930er und 1940er Jahren begann, auf die Mundfunktionen und ihre vielfältigen Auswirkungen aufmerksam zu werden, folgerte man bald: Wenn schlechte Angewohnheiten wie Daumenlutschen und Fehlfunktionen wie falsches Schlucken oder Mundatmung mit abgesenkter Zungenruhelage zu Fehlstellungen und Verformungen im Gebiss führen, müsste man doch auf umgekehrtem Wege Heilwirkungen erzielen können. Mit anderen Worten: Gute Gewohnheiten mit korrekten Funktionen wie Nasenatmung, intaktem Schluckmechanismus etc. müssten sich dann doch korrigierend auf Zahnstellung und Kieferform auswirken. Als es gelang, Zahnspangen zu konstruieren, die die schlechten Angewohnheiten und Fehlfunktionen in normale Bahnen lenkten und dadurch Zahnreihen begradigten, war die Funktionskieferorthopädie geboren. Bis dahin konnte man Zähne nur direkt mit Federn, Schrauben, Bändern u. a. aktiv hin und her bewegen. Nun aber behaupteten einige, Zähne ließen sich auch passiv, d. h. ohne diese Druck- und Zugmechanik umstellen, sozusagen von selbst.

Das war für viele eine Sensation. Einige aber, die das

nicht glauben oder verstehen konnten, betrachteten es als reine Provokation. Wie kann das angehen, fragten sie, eine Zahnbewegung ohne Hebel oder Kraftanwendung? Bis zu dieser Zeit standen eben nur die Hartsubstanzen – Zähne und Knochen – im Fokus der Zahnheilkunde. Deshalb bezeichnete man die damals noch junge Zahnrichtekunst als Zahnorthopädie oder Orthodontie (griechisch »orthos« = gerade, »dontie« von lateinisch »dens« = Zahn). Erst nach dem Zweiten Weltkrieg setzte sich zunehmend die Bezeichnung Kieferorthopädie durch, orientiert an der allgemeinen Orthopädie, die es ja schließlich schon seit 1744 gab. Die Orthopädie war seit jeher nicht nur starr und mechanisch, das heißt nicht nur mit Korsetten unterwegs, sondern setzte zunehmend auch flexible und dynamische Mittel und Methoden ein, um krumme Rücken und schiefe Schultern zu behandeln.

Mit Haltungsturnen, Physiotherapie, Motopädie, Chirotherapie, Osteopathie u. a. versucht man auch heute, Fehlhaltungen und Verbiegungen der Wirbelsäule zu Leibe zu rücken. Nach dem Motto »Form follows function« stimulierte und schulte man den Bewegungsapparat und die gesamte Körpermuskulatur, um den Halteapparat, das skelettale Hebelsystem, zu begradigen. Während man bei einigen ausgeprägten Deformierungen und schweren Haltungsschäden wenig auszurichten vermochte, ließen sich die stärker verbreiteten sogenannten Haltungsschwächen auf diese Weise erfolgreicher behandeln.

Ähnliche Erfahrungen machte man in der Kieferorthopädie. Erfreulicherweise kann man heute die häufig auftretenden leichten bis mittelschweren Zahnschiefstände und Fehlbisse korrigieren. Bezeichnend ist aber, dass sowohl die Orthopädie als auch die Kieferorthopädie nach wie vor mit Rückfällen, sogenannten Rezidiven zu kämpfen hat, weil sich Haltungs- und Gebisskorrekturen nicht immer stabil halten lassen. Zähne stellen sich (von selbst) wieder schief, der Biss weicht mit dem Unterkiefer wieder zurück. Der mit viel Mühe und hohen Kosten korrigierte Zahnstand kann sich nicht selber aufrechterhalten. Das gleiche Phänomen lässt sich auch beim großen Bewegungs- und Halteapparat beobachten: Der Rücken krümmt sich wieder, die Schultern hängen, Kopf und Hals verschieben sich, und der ganze Mensch steht wieder schief da.

Wie die Selbstregulierung des Kiefers aktiviert werden kann

Gegen Rückfälle in den Schiefstand gibt es nur ein einziges probates Mittel: Man muss sich selbst aufrecht halten. Wer das kann, ist im wahrsten Sinne des Wortes gut aufgestellt. Mit ausschließlich passiven Behandlungsmaßnahmen ist es nicht getan. Zähne, Mund und Kiefer sind aber nun einmal die obersten Komponenten und Hebelelemente unseres Bewegungs- und Halteapparats. Die Qualität der Kiefer-, Kopf- und Körperbewegungen gibt sich in der Gesamthaltung zu erkennen. Die Aufrichtung derselben geschieht aber nicht von selbst, sie verlangt eine dauerhafte Anstrengung gegenüber der Schwerkraft und anderen Widerständen. Wir kommen nur hoch und weiter, wenn wir uns an diesen Widerständen abarbeiten und uns selbst dadurch stärken.

Dieser Aspekt, die Voraussetzung von Entwicklung, Wachstum, Anpassung, Regenerierung und Gesundung, wird in der Medizin bisher noch zu wenig beachtet und genutzt. Die Beanspruchung, die Einbeziehung dessen, was der Körper, der ganze Mensch für sein Wohlergehen und seine Heilung selbst tun kann und muss, hat sich im Allgemeinen die Naturheilkunde und im Speziellen die

Systemische Kieferorthopädie zur Aufgabe gemacht. Neuere Forschungen bestätigen zunehmend die Notwendigkeit und Wirksamkeit verschiedener Naturheilverfahren. Dabei handelt es sich um Methoden, die im Ansatz so verfahren, wie die Natur heilen würde, wenn sie denn zum Zuge käme.

Am Beispiel des bereits erwähnten lutschoffenen Bisses soll hier erläutert werden, wie eine solche an der Natur orientierte Behandlung funktionieren kann. Ein offener Biss, bei dem sich durch das Daumenlutschen die Schneide- und Eckzähne so auseinanderbewegt haben, dass nur noch die Backenzähne beim Zusammenbeißen in Kontakt kommen, lässt sich auch wieder schließen. Das kann man immer wieder beobachten, wenn Kinder sich das Nuckeln frühzeitig abgewöhnen. Die vorderen Zahnreihen gleichen sich spontan wieder an, solange die Mundverhältnisse, die Funktionen wie Mundschluss, Schluckmuster und Atmung noch intakt sind. Man braucht dann keine Zahnregulierung von außen, denn die Eigenregulation reicht offenbar aus, um die Selbstheilungskräfte in Gang zu setzen.

Solche Spontanheilungen sind bei jedem von uns und im ganzen Körper an der Tagesordnung. Ständig werden unzählige kleine Reparaturen, Erneuerungen und Entsorgungen von defekten oder ausgedienten Organzellen, Gefäßen oder Blutkörperchen ausgeführt. Auch größere Schäden wie Risse, Schürfwunden, Prellungen oder Blutungen können ganz von allein vollständig ausheilen. Das kann, muss aber wohlgemerkt nicht immer so sein.

Auch beim offenen Biss lautet die Frage also nicht, ob nun die Natur oder ein behandelnder Arzt die heilende Schließung und Angleichung der Zahnreihen vornehmen soll. Wir können von außen nur veranlassen, dass der Organismus im Inneren durch seinen eigenregulatorischen

Zellstoffwechsel, durch die Auf-, Um- und Abbauprozesse der Knochen- und Bindegewebe das Beste daraus macht. Ja, aber was ist denn nun das Beste? Da scheiden sich die Geister.

Was uns Kieferanomalien verraten

Schon im alten Griechenland beklagte Hippokrates die Spaltung der Medizin in zwei Lager, die im wahrsten Sinne des Wortes ihr jeweilig eigenes Inselleben auf Kos und in Knidos führten. Während seine Gegner in Knidos nur ihre eigene Schule gelten ließen, setzte sich Hippokrates unermüdlich für die versöhnliche Einheit der unterschiedlichen Therapien ein. Er schloss nichts aus, was der Heilung und dem Wohl der Kranken diente, und das war ihm wichtiger als Rechthaberei, irgendwelche Theorien oder Macht und Geld. Es gab für ihn kein dogmatisches »Entweder-oder«, sondern nur ein sinnvolles »Sowohl-als-auch«, ein Miteinander verschiedener Methoden und Konzepte. Die heutige moderne Komplementärmedizin, die wieder altbewährte Heilweisen und Mittel aus der chinesischen und indischen Medizin, Kneipp-Anwendungen, Kräuter, Akupunktur oder homöopathische Globuli gezielt mit guter konventioneller (Schul-)Medizin kombiniert, hat etwas ganz Wesentliches erkannt: dass die verbissenen Methodenstreitigkeiten und Grabenkämpfe, die zum Teil bis heute ausgefochten werden, am Ende mehr Gift als Heilung verbreiten. Man denke nur an die tödlichen Folgen der rigorosen Aderlasse in früheren Zeiten oder an die Resistenzen von ebenso tödlichen Bakterien, die man heutzutage durch den Missbrauch von Antibiotika nicht besiegt, sondern heranzüchtet.

Dieses Denken hat auch mein (Be-)Handeln immer wieder aufs Neue mit der Frage konfrontiert: Was mache ich da eigentlich? Hilft es wirklich nachhaltig, oder schadet es? Kann ich Schäden oder vermeintlich unvermeidbare Nebenwirkungen auch umgehen? Und muss ich diese selbst wieder durch weitere Anti-Mittel unschädlich machen? Muss man Krankheiten grundsätzlich als Feind betrachten und deshalb immer bekämpfen? Und weiter noch: Wie wäre es, wenn wir in Störungen und Anomalien nicht nur das Krankhafte, sondern auch das Kompensierende, das Ausgleichende sehen würden?

Je mehr ich mich auf diese Gedanken einließ, desto mehr wurde mir bewusst, dass hinter jedem Symptom eine gewisse Logik steckt, die mir sagt: Was der Körper, der Organismus und der ganze Mensch hier veranstalten oder verunstalten, scheint konsequent und stimmig zu sein, wenn ich mich in seine Lage versetze. Dabei versuche ich, nicht die Krankheit als Sache zu sehen, sondern in ihr den kranken Menschen, der sich bemüht, mit einem Problem fertig zu werden, so gut er kann.

Und damit komme ich zurück auf den lutschoffenen Biss, den man sicher rein kieferorthopädisch betrachten und behandeln kann, als Kieferfehlbildung mit Zahnfehlstellungen. Man kann aber auch über den Gartenzaun der Zahnreihen hinausblicken, eine Anamnese erstellen und fragen: Was fehlt dem Kind? Und was hat dies mit seiner Fehlbildung zu tun? Ich kann mir seine Geschichte erzählen lassen und brauche kein ausgebildeter Psychologe zu sein, um zu erkennen, dass man sich auch (nicht immer!) aus einer gewissen emotionalen Not heraus mit dem Nuckeln anfreunden, beruhigen oder befriedigen kann. Man braucht es vielleicht, um seine Bedürftigkeit nach mehr Aufmerksamkeit, Zuwendung oder Anerkennung zu beschwichtigen und zu kompensieren. Von klein auf sind wir leicht versucht, uns oral zu stimulieren, durch Nuckeln und später durch Naschen Befriedigung zu suchen.

Saugend sehnen wir uns und suchen – manchmal suchtartig – nach den fehlenden Gefühlen, die uns trösten, stärken und beruhigen. Schnuller werden deshalb auch als Beruhigungssauger bezeichnet. Im Lutschen setzen wir die Lust gegen den Frust, der durch das Fehlen von bzw. Verlangen nach Behaglichkeit oder Geborgenheit entsteht. Ersatzbefriedigungen dieser Art sind keineswegs das Schlechteste und nicht unbedingt schädlich. Im Gegenteil: Sie bieten das Nächstbeste und machen angesichts der dahintersteckenden Bedürfnisse oder Nöte durchaus Sinn. Deshalb erweisen sich *Gegen*maßnahmen wie Drangsalierungen oder Drohungen eher als Scheinlösungen. Hilfreich sind verständnisvoll-ermunternde Maßnahmen zur Erfüllung der Bedürfnisse. Nicht das sogenannte Fehlverhalten sollte problematisiert, sondern das Eigentliche, Fehlende und Verhaltensauslösende sollte zum Thema werden. So löst sich das Lutschproblem oder die Essstörung manchmal von selbst, wenn sie nicht mehr als Trostpflaster herhalten müssen.

Der Bionator – ein Gymnastikgerät für den Mund

Natürlich versuchen wir, auf der Körperebene ähnlich vorzugehen wie auf der Gefühlsebene, das heißt nicht gleich und nicht ausschließlich mit Gegenmaßnahmen bzw. Anti-Mitteln. Die Frage, was denn nun das Beste sei, wollen wir wieder aufgreifen. Die ehrliche Antwort fragt gleich weiter: Woher wollen wir das immer wissen? Etwas *für* die Gesundheit und nicht gegen die Krankheit zu tun mag zunächst mühsamer und aufwendiger erscheinen, erweist sich aber am Ende als schonender, nachhaltiger und nicht zuletzt als kostengünstiger. Wir Behandler können ein Kind schon im Frühstadium behandeln, bevor überhaupt eine festsitzende Zahnspange in Frage kommt, weil noch zu viele Milchzähne dagegen stehen. Warum sollten wir da warten?

Eine Möglichkeit dazu bietet der eingangs schon erwähnte sogenannte Bionator, mit dessen Erfindung der systemische Zahnheilkundler Wilhelm Balters ein Stück Medizingeschichte geschrieben hat. Mit dem Bionator, einem auch für kleine Kinder leicht zu tragenden robusten und zugleich schlanken, sprechtauglichen und losen Turngerät für den Mund, nutzen wir die Selbstheilungskräfte des Mundes. Wir machen den offenen Biss also nicht mit Kraft von außen aktiv zu. Umgekehrt, der passive Regulierapparat lässt zu, dass die eigenen Kräfte, hauptsächlich die durch die Lippen-, Zungen- und Kaumuskelmotorik verfügbaren erneuerbaren Energien, umgelenkt werden. Mit den nunmehr normalisierten Mustern der Mundbewegungen, besonders mit dem Saug-schluck-Mechanismus, baut sich das verformte Gebissgehäuse allmählich selbst um. Spätestens an dieser Stelle höre ich oft die Frage: Warum hat sich die offene Frontzahnreihe nicht schon vorher von selbst geschlossen, wenn sie dazu doch in der Lage ist? Das ist durchaus, wenigstens teilweise möglich, wenn zum Beispiel der Finger oder der Schnuller – mit welchen Drohungen oder Belohnungen auch immer – aus dem Verkehr gezogen wird. Oft aber schließt sich das Loch nicht von selbst, weil sich die Mundfunktionen an die Verformung angepasst und ebenfalls verstellt haben. Dabei spielt die Zunge, die es sich nun anstelle des Lutschobjektes in der neuen Mulde gern bequem macht, eine entscheidende Rolle. Das fällt vielen gar nicht auf, da sich gerade dann, wenn sie es tut, nämlich beim Schlucken, die Lippen schließen. Bei der Untersuchung lasse ich deshalb die Patienten ein wenig Wasser trinken. Im Moment des Schluckens halte ich die Lippen behutsam leicht auseinander, um sie zwischen den Schneidekanten zu ertappen. Der weiter oben beschriebene Mechanismus des leichten beständigen Drückens, der die Zähne beim Schlucken allmählich verschiebt, kommt hier zum Tragen. Das falsche Schlucken, das sich dadurch etabliert, ist eine verbreitete und manchmal folgenschwere Fehlfunktion, die nicht nur offene Bisse und Kreuzbisse, sondern ganz verschiedene Fehlbildungen der Zahnreihen und Kieferknochen bewirken oder zumindest begünstigen kann.

Leitplanken gegen Fehlfunktionen

Im Umkehrschluss lässt sich der Vorgang auf folgende Kurzformel bringen: Zähne, die man sich schiefgeschluckt hat, kann man auch wieder geradeschlucken. Und darin liegt die Kunst der Bionator-Heilmethode: den Apparat so schlank und zugleich stabil zu bauen, dass er hält, was er verspricht. Einerseits, dass er etwa beim Sprechen nicht stört, andererseits auch stimuliert, stützt und schützt, so dass die Lippen-, Zungen- und Kaumuskelbewegungen geführt normalisiert werden. Da die auseinanderklaffende Frontzahngruppe durch den Apparat nach hinten abgeschirmt wird, kann die Zungenspitze nicht mehr dazwischenfahren. Damit können Kiefer und Zähne das tun, worauf sie schon lange gewartet haben und was ihnen die Evolution mit auf den Weg gegeben hat: Sie können sich regulär aufrichten und angleichen.

An einem anderen Beispiel mag vielleicht noch deutlicher werden, warum der Bionator wie eine Leitplanke funktioniert. Man muss nur die Weichteile wie Lippen, Zunge, Wangen und Schleimhäute, die sich manchmal frech einmischen und sich um Zähne winden oder gegen sie wenden, auf frischer Tat ertappen. Dann versteht man auch, dass und wie das Weiche manchmal über das Harte siegt. So findet und formt sich durch ständige Zungenspitzengebärden eine Zahnlücke. Eine solche Angewohnheit kann beispielsweise bei einer stark unter Spannung stehenden Dreizehnjährigen so ausarten, dass die ausgeweitete Frontzahnlücke sehr breit wird. So breit, dass man einen zusätzlichen großen Schneidezahn dazwischensetzen könnte. Nicht selten nuckeln Kinder an ihrer Unterlippe, saugen sie ein und kippen damit ihre unteren Schneidezähne zur Zunge hin. Wie der Körper im Sand schafft sich die Lippe auf diese Weise eine Nische, einen nach unten offenen Überbiss. Diese Kuschelecke, in der sie sich eingerichtet und an die sie sich gewöhnt hat, gibt sie ungern auf.

Nicht nur aus physiologischen, sondern auch aus psychologischen Gründen bietet hier ein Bionator einen sanften und zugleich stärkenden Ausweg aus der Gewohnheit. Jeder kann sich vorstellen, was das heißt: Menschen von ihren hartnäckigen Gewohnheiten, die oft mit Abhängigkeiten einhergehen, zu befreien. Mark Twain sagte dazu: »Gewohnheiten kann man nicht zum Fenster hinauswerfen. Man muss sie Stufe für Stufe die Treppe herunterlocken.«

Wie geht man also hier mit der lutschenden Lippe um? Wie lockt man sie aus ihrem Versteck? Im Grunde genommen bekommt man die verschwundene Lippe gar nicht zu fassen. Mit einem entsprechend konstruierten Bionator aber kann man sie nach außen locken, elegant umlenken, indem man sie gleichzeitig stützt und dabei die nach innen geneigten Schneidezähne vor ihr schützt. Das ist mit dem Leitplankeneffekt gemeint und gilt auch für die zuvor beschriebene ausgeweitete Frontzahnlücke. Man setzt kleine Lenkstangen (Lippenbügel genannt) und flache Schilde ein und stellt Stützzonen auf, um den oralen Bewegungsapparat auf Trab und auf den geraden Weg zu bringen. Durch den Umkehreffekt dessen, was sie zuvor schief gestellt hat, richten sich auch die Zähne wieder auf.

WENN DAS LEBEN ZUR QUAL WIRD – ZWEI FALLGESCHICHTEN

Welche massiven Auswirkungen Fehlstellungen des Gebisses und Fehlfunktionen des Kiefergelenks auf die gesamte Gesundheit und damit auf die Lebensqualität haben können, möchte ich Ihnen anhand zweier Fallgeschichten aus meiner Praxis demonstrieren.

Die siebzig Jahre alte Frau M. kam in meine Praxis, weil sie an einem extremen Drehschwindel litt. Wegen der ständigen überfallartigen Attacken, die sie oft zu Fall brachten, traute sie sich nicht mehr, das Haus zu verlassen. Jahre zuvor war sie von ihrem Arzt mit der Prognose entlassen worden, gegen die sogenannte Menière-Krankheit, an der sie leide, gäbe es keine wirksame Therapie. Ein HNO-Arzt jedoch hatte sie mit dem Verdacht auf eine sogenannte craniomandibuläre Dysfunktion zu mir geschickt. Das ist eine Fehlfunktion der Gelenke, die sich am Übergang vom Schädel (Cranium) zum Unterkiefer (Mandibula) bemerkbar macht. Die Patientin litt aber noch an weiteren Beschwerden: an einer starken Hörstörung und Kopfschmerzen, die alle sechs Wochen auftraten und sich über zwei Tage hinzogen. Die Schwindelanfälle dauerten vier bis fünf Stunden, begleitet von Erbrechen und anschließendem starkem Durchfall. Die Erschöpfung danach erstreckte sich manchmal über mehrere Tage und äußerte sich auch durch ein starkes Schlafbedürfnis. Manchmal habe sie so still wie eine Mumie dagelegen und dabei die Augen geschlossen, denn jeder Reiz, auch jede kleine Lageveränderung konnte den Schwindel wieder auslösen, berichtete sie mir. Sie verließ das Haus nicht mehr, nahm keine Einladung mehr an, und ihre geliebte Gartenarbeit blieb unverrichtet. So zog sie sich immer mehr in ein

Schutzverhalten zurück, um mögliche falsche Körperbewegungen, etwa beim Bücken, zu vermeiden. Inzwischen leide sie sogar an einer depressiven Verstimmung, erzählte sie mir. Dabei wäre sie immer ein fröhlicher und vitaler Mensch gewesen.

Mir war relativ schnell klar, dass die extreme Fehlbelastung ihrer Kiefergelenke mit einem Fehlbiss zusammenhing, den ich mit einer funktionskieferorthopädischen, schienenartigen Apparatur behandelte. Diese bestand lediglich aus einem grazilen, beweglichen Kunststoffkörper, der lose zwischen den Kauflächen liegend gleich zwei Aufgaben übernahm: Zum einen entlastete er die Kiefergelenke, die sich nahe am Ohr und damit dem Gleichgewichtsorgan befinden. Zum anderen löste er einen Loslass-Reflex aus, der der Patientin das Zähneknirschen und -pressen unmöglich machte. Beides zusammen führte zu einer Lockerung der überspannten Kiefer- und Nackenmuskeln. Schon nach zehn Tagen berichtete sie mir, dass ihre Schwindelanfälle mit allen Begleitsymptomen völlig verschwunden seien. Als sie einige Wochen später zur abschließenden Kontrolluntersuchung wieder in meiner Praxis erschien, schwärmte sie von ihrem wiedergefundenen Leben. Endlich könne sie wieder im Garten arbeiten und habe wieder den Mut, sich auch anderweitig körperlich zu betätigen. Auch traue sie sich wieder, das Haus zu verlassen, und könne endlich wieder am gesellschaftlichen Leben teilnehmen, was ihr immer sehr wichtig gewesen war.

Es lohnt sich also, bei Schwindel und Hörproblemen immer auch im Mund nachzuschauen und das Kiefergelenk und die Bissverhältnisse mit einzubeziehen. Warum genau eine Behandlung mit einer Schiene oder mit einer abgeänderten Zahnspange, mit oder ohne begleitende Mund- und Körperübungen, einen positiven Einfluss auf das Gleichgewichts-

organ, den sogenannten Vestibularapparat im Innenohr, ausüben kann, weiß man bis heute nicht. Es wird angenommen,
dass einerseits die Entlastung der Kiefergelenke eine wichtige Rolle spielt, die sich in direkter Nachbarschaft zum Innenohr befinden. Zum anderen wird vermutet, dass auch die
Kopfgelenke und ebenso die obersten Halswirbel wieder zu
ihrer normalen Bewegungsfunktion zurückfinden, wenn die
sie umgebenden und verbindenden Hals-Nacken-Schulter-
Muskeln nicht mehr verspannt und verhärtet sind. Inzwischen
ist die Patientin seit über fünf Jahren beschwerdefrei.

Katja Mayer, eine dreißig Jahre alte Medizinstudentin, kam
wegen einer extremen craniomandibulären Dysfunktion in
meine Praxis. Das Drama hatte bereits zwölf Jahre zuvor begonnen, mit einem plötzlich auftretenden lauten Knacken der
Kiefergelenke, starken Schmerzen und einer anschließenden
Kieferklemme (Gelenkblockade, die die Mundöffnung verhindert). Trotz starker Schmerzmittel, Muskelrelaxanzien (zur Lockerung und Entspannung der Muskeln) und Konsultierung
vieler Ärzte war keine Besserung eingetreten. Ständig hatte
sie Angst, aus Versehen das zu machen, was immer wieder
zu einer Kieferklemme führte: falsche Bewegungen, Gähnen
oder das Essen von harter Kost. Die Blockaden wiederholten
sich alle paar Wochen und dauerten jeweils ein bis zwei
Wochen an. Eine Mundöffnung war dann nur mit starken
Schmerzmedikamenten und Muskelrelaxanzien möglich. Als
sich der Zustand so verschlimmerte, dass sie im wöchentli-
chen Wechsel, d. h. eine Woche mit und eine Woche ohne
Kieferklemme, hin und her geworfen wurde und dabei stärkste Schmerzen hatte, wurde das Gefühl der Hilflosigkeit über-
mächtig. Zwischenzeitlich besserte sich die Situation vorübergehend durch einen Arzt, der ihr eine Aufbissschiene in

Verbindung mit einer festen Zahnspange (Brackets) eingliederte. Zusätzlich hilfreich war, dass ihre Mutter einen speziellen Handgriff erlernte, durch den sie die Blockaden im Kiefergelenk lösen konnte. Dadurch reduzierten sich die Kieferklemmen auf zwei bis drei Ereignisse im Jahr. Dafür musste die Mutter sie aber oft begleiten, sogar in die Universität. Einige Wochen bevor sie in meine Praxis kam, hatte sich ihr Zustand allerdings wieder massiv verschlechtert. Die »Offenphasen« des Mundes dauerten nur einige Stunden an, dazwischen ständige Kieferklemmen, ohne dass überhaupt ein Auslöser erkennbar gewesen wäre. Die Schmerzen nahmen weiter zu, lähmten sie und brachten sie an den Rand der Verzweiflung. An der Universitätsklinik wurde dann eine doppelseitige Vorverlagerung der Gelenkscheiben in den Kiefergelenken diagnostiziert, eine Art Bandscheibenvorfall im Kiefer. Der letzte Arzt, den sie um Rat fragte, empfahl ihr eine Operation am Kiefergelenk bei einem renommierten Chirurgen in Asien. Trotz stärkster Einschränkungen beim Essen, in der Mimik und der Sprache zog sie jedoch ihre Prüfungen durch. Eine Operation war ihr nicht geheuer.

Ich behandelte sie schließlich mit einer beweglichen Schiene, einem sogenannten Biognathor. Das ist eine von mir entwickelte Variante des Bionators, die sich besonders bei Kiefergelenkserkrankungen von älteren Jugendlichen und Erwachsenen bewährt hat. Wegen der grazilen und stabilen Konstruktion und eines abnehmbaren Drahtbügels ist der Biognathor von außen nicht zu sehen und beim Sprechen nicht hinderlich. Ich zeigte der Patientin schon am ersten Tag die wichtigsten Kau- und Saugübungen (nach B. Padovan), um einerseits die Beweglichkeit der Kiefergelenke wiederherzustellen und andererseits die völlig unkontrollierten Kaumuskelbewegungen umzuprogrammieren und zu trainieren. Als sie nach drei Monaten wiederkam, war ihr Zustand unvergleichlich besser. Sie hatte in der Zwischenzeit nur zwei leichte Kieferklemmen ohne Schmerzen erlebt. Durch die Übungen hatte sie gelernt, ihren Kiefer buchstäblich aus der Klemme herauszuholen, indem sie die Gelenke ohne die Hilfe ihrer Mutter wieder in die richtige Stellung brachte. Die mund- und körpermotorischen Übungen nach B. Padovan wurden kontrolliert und zum Teil erweitert. Das koordinierte Zusammenspiel der Kaumuskeln konnte sie dadurch wiedererlernen, so dass die Muskelschmerzen kaum noch auftraten. Nach einem halben Jahr kam sie das zweite Mal zur Kontrolle und hatte bereits keine Beschwerden mehr, bis auf leichte Reaktionen nach dem Genuss von Alkohol bei einer Hochzeit. Ihr Medizinexamen hat sie mit Bravour bestanden.

Muskuläre Verspannungen: das teuflische Ergebnis einer Kettenreaktion

Wir haben an den Fallbeispielen gesehen, wie sehr sich manche im Leben anstrengen, sich unbewusst (oft auch im Schlaf) durchbeißen und in unangenehmen Situationen den Kopf einziehen. All das führt langfristig zu Verspannungen, die ihren Ausgangspunkt häufig in der Kaumuskulatur haben. Und weil all unsere Muskeln miteinander verbunden und vernetzt sind, bleibt es nicht dabei, dass wir nur einen Muskel oder eine bestimmte Muskelgruppe überstrapazieren. Es sind regelrechte Muskelketten, die von oben nach unten Kopf, Hals, Nacken und Schultern miteinander verbinden. Und wenn wir einen Muskel falsch betätigen oder fehlbelasten, zieht das die anderen Muskeln automatisch in Mitleidenschaft. Nach dem Prinzip der

Kompensation und Adaption versucht der Körper, Fehlfunktionen oder Mängel zu überwinden. Ein klassischer Fall von Adaption, also Anpassung, liegt vor, wenn ein Zahn gezogen wird und ein anderer Zahn in die entstandene Lücke hineinwächst oder -kippt. Was die Kompensation betrifft, so denken wir noch einmal an Franck Ribéry, den französischen Fußballspieler, der ein Mundatmer ist. Die Mundatmung erfordert im Gegensatz zur Nasenatmung viel Muskelarbeit von den Hals- und Nackenmuskeln. Und so kompensiert der Sportler seine mangelnde Atemtiefe durch vermehrte Muskelarbeit im Hals- und Nackenbereich. Auf diese Weise entstehen sogenannte Kompensationsketten, die vom Zahn bis zur Zehe reichen können. Mit anderen Worten: Wo eine Fehlfunktion existiert, ist die nächste nicht weit.

Wie wir gesehen haben, entstehen Fehlfunktionen im Wesentlichen durch einseitige Belastungen und Tätigkeiten, die sich im Lauf der Zeit verfestigen und zu falschen Bewegungsmustern führen. Wer schief steht und schwere Lasten immer auf derselben Seite trägt, belastet seine gesamte Muskulatur einseitig, was sich letztlich auch auf die Wirbelsäule auswirken und zu Schmerzen führen kann. Wer dagegen gerade und aufrecht steht und gut im Lot ist, hat eine relativ gut ausbalancierte Muskulatur.

Bei einer Fehlfunktion haben wir Muskeln, die zu viel, und Muskeln, die zu wenig zu tun haben. Dadurch entsteht eine falsche Koordination, das heißt ein falsches Zusammenspiel, das zu Spannungen führt. So entspricht unsere Muskelarbeit irgendwann nicht mehr dem Schema, das die Natur vorgesehen hat. Der Körper kann das auf Dauer nicht tolerieren und reagiert darauf mit Schmerzen und Krankheitssymptomen.

So schleifen sich durch Fehlfunktionen falsche Mechanismen ein, die sich auf Dauer auf unseren gesamten Organismus auswirken.

VOM MANN, DER DEN ARM NICHT MEHR HEBEN KONNTE

Eines Tages kam ein Mann zu mir, der seinen Arm nicht mehr heben konnte. Er war dadurch so beeinträchtigt, dass er mit dem Gedanken spielte, seinen Beruf als Tischler aufzugeben. Ich befragte ihn zunächst einmal genauer zu seinen Beschwerden, und er berichtete mir von Kopf-, Nacken- und Schulterschmerzen und von Schmerzen in den Gelenken. Auch berichtete er mir, dass er wohl nachts heftig die Zähne zusammenbeiße, worauf die großen Schmerzen hindeuteten, die er morgens verspürte, wenn er müde und wie gerädert aufwachte.

Bei der Untersuchung tastete ich seine Kaumuskeln ab, um zu sehen, wo genau der Schmerz saß. Denn dort, wo der Schmerz sitzt, ist der Muskel in aller Regel überaktiv. Und ein Muskel, der über Nacht, das heißt über mehrere Stunden angespannt ist und eine unglaubliche Arbeit leistet, kann am anderen Morgen nur schmerzen. In seinem Fall konnte ich nach ausgiebigem Nachfragen und Abtasten eine klassische craniomandibuläre Dysfunktion diagnostizieren, jene Fehlfunktion, die ihren Niederschlag im Schädel (Cranium) und im Unterkiefer (Mandibula) hat. Ich verordnete ihm eine Schiene, die das nächtliche Zusammenbeißen der Zähne unterband, und machte Kauübungen mit ihm, um die Kiefermuskulatur wieder zu ihrem natürlichen Rhythmus zurückzuführen. Dieser besteht darin, dass der Muskel nach einer Phase der Anspannung wieder zu einer Phase der Entspannung zurückkehrt. Durch das Anspannen und das anschließende Loslassen wird der Muskel gut durchblutet, wodurch die Abbauprodukte des Stoffwechsels ins Blut zurückgeführt werden.

Im Zusammenhang mit dieser Schmerzstörung stand auch die Schlaflosigkeit des Patienten, dem im Liegen der Brustkorb weh tat. So schlief er jede Nacht im Schnitt nur drei bis vier Stunden, was seiner allgemeinen Verfassung sehr abträglich war. Durch die Schiene und die lockernden Kauübungen konnte er schon nach wenigen Tagen den Arm wieder einwandfrei bewegen und fand wieder zu einem normalen Schlafmaß von sieben bis acht Stunden zurück. Ein lebendes Beispiel dafür, wie man durch den Ansatz an einem lokalen Hebel die Kettenreaktion von muskulären Fehlfunktionen aufheben kann. Der Mann kehrte vollständig geheilt und unbeschwert zu seinem Tischlerhandwerk zurück.

Warum Zähneknirschen zu Rückenschmerzen führen kann

Unser Kiefergelenk gehört zu den komplexesten Gelenken in unserem Körper. Es kann sowohl rotierende als auch gleitende Bewegungen ausführen. Kein Wunder also, wenn es da allenthalben knirscht und knackt. Zuständig für die Beweglichkeit des Gelenks ist unsere Kaumuskulatur. Diese besteht, wie all unsere Muskelgruppen, aus gegenläufigen Muskelpaaren, den sogenannten Hebern für die Schließung und den Senkern für die Öffnung der Zahnreihen. Als Heber fungiert hier der stärkste Kaumuskel, der vom oberen Jochbogen zum Winkel des Unterkiefers verläuft und dafür sorgt, dass wir den Unterkiefer nach oben schließen und seitlich hin und her bewegen können. Als zweitmächtigster Kaumuskel fungiert der sogenannte Schläfenmuskel. Er sorgt ebenso für den Kieferschluss, allerdings mit der weiteren Möglichkeit, den Unterkiefer vor- und zurückzubewegen. Beide Muskeln zusammen führen also die stärksten und wichtigsten Bewegungen des Unterkiefers aus, die für das Kauen und Schlucken sowie für das Sprechen benötigt werden. Die meiste Zeit aktivieren wir die Muskeln unbewusst und unwillkürlich und gebrauchen sie im Idealfall mit angeborenen, koordinierten Bewegungen. In der Nacht sollten sie allerdings entspannt sein und sich erholen. Das ist auch deshalb wichtig, weil die Muskeln in ihrer Bewegung fein austariert sein müssen. Andernfalls können sie leicht überspannt werden. Verziehen Sie nur einmal eine Minute lang ihr Untergesicht in der Kieferregion zur Grimasse. Sie werden allmählich einen Schmerz oder zumindest eine unangenehme Verspannung spüren. Vielleicht bekommen Sie sogar einen Muskelkrampf. Mehr noch: Die starken Kaumuskeln hängen auch mit einer Reihe anderer Muskeln zusammen, die ausgehend vom oberen Nacken-, Hals- und Schulterbereich für die aufrechte Haltung unseres Kopfes und Nackens sowie des Oberkörpers mitverantwortlich sind. Auch diese Muskeln wollen nachts ruhen.

Beim Zähneknirschen jedoch, einem Vorgang, der überwiegend in der Nacht auftritt, werden die Schließer in aller Regel überbeansprucht, so dass sie oft regelrecht verhärten und so verkürzt sind, dass die Betroffenen den Mund kaum mehr öffnen können. Und wir Menschen reagieren auf emotionale Erschütterungen nun mal gern mit einem starken Zusammenziehen von einzelnen Muskeln oder ganzen Muskelregionen. Denken Sie nur daran, wie wir die Zähne zusammenbeißen, wenn wir zornig sind. Leider geschieht so eine starke Kontraktion überwiegend unbewusst und ungesteuert und ist gar nicht auf eine optimal austarierte Bewegung des Muskels ausgerichtet. Erst recht nicht, wenn sie durch heftige Emotionen im Traum verursacht wird. Dann läuft nichts mehr kontrolliert ab. Die Muskeln verkrampfen sich oft über Minuten und finden keine Entspannung. Sie können sich das so vorstellen, als ob Sie einen Klimmzug machen würden, den Sie minutenlang halten müssten. Im Wachzustand würden Sie das kaum schaffen.

Die Ausbreitung der Beschwerden auf die Schulter-, Nacken- und Rückenmuskulatur bleibt dann oft nicht aus. Die teilweise dramatischen Auswirkungen auf die Psyche, auf die Stimmung und die Arbeitsfähigkeit lasse ich an dieser Stelle außen vor. Doch jetzt kommt die gute Nachricht: Vieles lässt sich vergleichsweise einfach behandeln, und zwar zum Teil von Ihnen selbst und ohne teure Hilfsmittel. Wie das geht, erfahren Sie im Übungsteil.

Mundgeruch

Während einer Zugfahrt erzählte mir einmal ein junger Mann, wie sehr ihn sein Mundgeruch lange Zeit belastet habe. Jahrelang habe sein schlechter Atem wie eine Mauer zwischen ihm und anderen gestanden und zu großer Verunsicherung, zu Zurückweisungen und gestörten Beziehungen geführt. Bis er sich eines Tages mit seinem Problem einem Zahnarzt anvertraute, der die Ursachen des Übels schnell gefunden hatte. Die Lösung des Problems war denkbar einfach: mehr Mundhygiene und eine andere Ernährung. Der junge Mann unterzog sich einer professionellen Zahnreinigung einschließlich einer Entfernung von Zahnstein an den Zahnhälsen und erhielt eine ausführliche Unterweisung in effektiver Zahn- und Mundhygiene, die auf die anatomischen Gegebenheiten seines

Mundes und seiner Zähne zugeschnitten war. Und er änderte seine Essgewohnheiten dahin gehend, dass er sich mehr von Gemüse, Rohkost und Obst ernährte und sich dabei mehr Zeit nahm, nicht zuletzt um gründlicher zu kauen.

Die Ursachen

Obwohl jeder zweite Deutsche angibt, gelegentlich unter Mundgeruch zu leiden, und Schätzungen zufolge jeder vierte zu bestimmten Tageszeiten einen schlechten Atem aufweist, redet nur ein Prozent aller Betroffenen darüber mit einem Arzt. Dabei lässt sich dieses Problem in 80 bis 90 Prozent der Fälle relativ einfach beheben. Denn in der Regel entsteht Mundgeruch direkt in der Mundhöhle, wo er leicht zu diagnostizieren ist und mit zahnärztlichen oder oralmedizinischen Maßnahmen behoben werden kann.

In erster Linie entsteht Mundgeruch durch organische Substanzen wie Nahrungsreste, Speichel, Blut oder abgeschilferte Schleimhautzellen, die sich in den Zahnzwischenräumen ablagern und dort von ungefähr fünfhundert unterschiedlichen Bakterienstämmen zersetzt werden. Diese siedeln sich vor allem auf Zahnbelägen an, die sich in den schwer zugänglichen Zahnzwischenräumen, an und in defekten Zahnfüllungen, unter Kronenrändern, Prothesen oder in Zahnfleischtaschen bilden.

Wo kein Holz ist, brennt auch kein Feuer. Mit anderen Worten: Wenn wir keine Beläge auf den Zähnen und keine Löcher durch Karies entstehen oder bestehen lassen, entziehen wir den Bakterien und damit den geruchsbildenden Zersetzungsprozessen den Nährboden.

Zahnbeläge jedoch führen häufig durch die Einlagerung von Kalk und Mineralien auf die Dauer zu Zahnstein. Dieser nimmt mit dem Alter zu und ist bei über 80 Prozent aller Erwachsenen zu finden. Durch seine rauhe Oberfläche und Porosität bietet er den idealen Nährboden für Bakterien. Der als supragingival bezeichnete Zahnstein entsteht am Zahnfleischrand, vor allem auf der Innenseite der unteren Frontzähne und auf der Außenseite der oberen Backenzähne, weil dort die Ausgänge der großen kalkliefernden Speicheldrüsen sind. Der sogenannte subgingivale Zahnstein, auch Konkrement genannt, bildet sich in den Zahnfleischtaschen. Beide Zahnsteinarten führen langfristig zu Entzündungen des Zahnfleischs und zu Parodontose, weshalb sie regelmäßig vom Zahnarzt entfernt werden sollten.

Auch der Zungenrücken bietet durch seine große Oberfläche und seine besondere Beschaffenheit ein ideales Terrain für anaerobe, d. h. ohne Sauerstoff auskommende Bakterien. So leicht hier die Schwebepartikel durch die Luft beim Ausatmen mitgenommen werden können, so klar und einfach ist eine belegte Zunge zu erkennen und zu behandeln. Je nach Situation bedarf es dann im Rahmen der Mundhygiene einer effektiven Zungenreinigung mit einem sogenannten Zungenschaber. Die Zungenreinigung hat sich in der ayurvedischen Medizin, dem ältesten überlieferten Gesundheitssystem, schon seit Tausenden von Jahren bewährt.

Menschen, die regelmäßig schnarchen, neigen aufgrund der Austrocknung des Speichels zu Mundgeruch, der – übrigens auch bei nicht krankhaften Schnarchern – vor allem morgens nach dem Aufwachen auftritt. Starke Schnarcher sollten in diesem Zusammenhang allerdings auch einmal ihre Nasenhöhle und die Nebenhöhlen anschauen lassen, wo lokale Infektionen, Entzündungen und Vereiterungen eine wichtige Rolle spielen können.

Ein weiterer, oft unentdeckter Verursacher von üblem Mundgeruch verbirgt sich hinter der Zunge, genauer gesagt in den Furchen der Gaumenmandeln. Dort sitzen mitunter sogenannte Mandelsteine, die größtenteils aus abgestorbenen weißen Schleimhautzellen und weißen Blutkörperchen bestehen. Sie bilden ein ideales Biotop für circa zweihundert verschiedene Bakterienstämme, die sich dort eine üppige Brutstätte einrichten. Wer zu häufigen Mandelentzündungen neigt, bildet in der Regel auch mehr Mandelsteine, die normalerweise über die Speiseröhre in den Magen gelangen und dort verdaut werden. Nicht umsonst sind die Mandeln bei vielen Menschen schon im Jugendalter ziemlich zerklüftet. Das bedeutet aber nicht, dass man sie deshalb als gesundheitsgefährdend einstufen und entfernen sollte. Denn sie dienen als erste Immunbarriere, als Wachposten, die Gefahren aus Speis und Trank zügig an das Immunsystem melden. In ihren oberflächenvergrößernden Faltungen und Furchen halten sie schädliche Keime und Bakterien fest und verpacken sie zu Steinen, die manchmal in den tiefen Furchen der Mandeln stecken bleiben. Man kann versuchen, die Steine durch einen Griff direkt unter den hinteren Unterkieferrand (am Winkel, wo es aufwärtsgeht) zu entfernen. Dabei drückt man mehrmals beim Schlucken leicht mit Daumen und Zeigefinger in das weiche Halsgewebe. Durch den Gegendruck, dem die Mandeln durch den angespannten Zungenkörper ausgesetzt sind, können die Steinchen leichter aus ihren Taschen herausgepresst werden. Man kann auch versuchen, sie auf direktem Wege zu entfernen, indem man mit dem Finger, einem Wattestäbchen oder einem Holzspatel gegen die Unterseite der Mandeln drückt. Auch mit einer Mundusche mit mäßigem Wasserdruck lassen sich die runden Ablagerungen herausspülen. Wenn sich die Mandelsteine gar nicht von der Stelle rühren, kann man sie vom HNO- oder Zahnarzt ausdrücken oder absaugen lassen.

Allerdings sollte man die Mandelsteine nicht mit den eitrigen Gebilden verwechseln, die bei einer akuten Mandelentzündung entstehen, in der Regel begleitet von einer typischen Rötung und Schwellung der Mandeln und von Fieber. Mundgerüche verraten, was wir verzehrt, verstoffwechselt und unter Umständen auch nicht vertragen haben. Dabei können Störungen der Zusammensetzung der Darmflora oder eine Umstellung der Ernährung beim Fasten ausschlaggebend sein. Bekannt und verbreitet sind auch die typischen Gerüche nach reichlichem Konsum von Alkohol, Kaffee und Tabak (auch Kautabak) sowie einseitige Ernährungsgewohnheiten oder Diäten. Auch die Einnahme verschiedener Medikamente und Drogen kann unliebsame Mundgerüche nach sich ziehen, zum Teil, weil sie zu reduziertem Speichelfluss bzw. zu Mundtrockenheit führen. Dazu gehören Eisenpräparate, Antidepressiva, Antipsychotika, blutdrucksenkende und entzündungshemmende Medikamente.

Dass Mundgeruch, im Fachjargon Halitosis genannt, hierzulande statistisch gesehen etwa jeden Vierten betrifft, hat nach Expertenmeinung in vielen Fällen ganz oder teilweise mit (Psycho-)Stress zu tun. Dabei spielen wiederum gewisse Querverbindungen zu den zuvor genannten Faktoren eine Rolle. Denn Gestresste atmen oft falsch, leiden unter Mundtrockenheit, arbeiten und essen in Hektik, sind oft Raucher oder Trinker oder greifen zu Psychopharmaka oder Drogen. Mit anderen Worten: Die Atemlosigkeit unserer Zeit verdirbt unsere Atmung.

Und schließlich kann schlechter Atem auch ein echtes Krankheitssymptom sein. Man sollte ihn, spätestens wenn er zum dauerhaften Markenzeichen wird, unbedingt ernst nehmen. Wenn wir nicht ganz gesund sind oder gar an einer gravierenden Krankheit leiden, können wir dankbar sein, wenn unser Mundgeruch uns mit der Nase auf das Problem stößt.

Jeder Arzt mit einem guten Riecher erkennt den sogenannten Foetor uraemicus, einen harnähnlichen Geruch, der bei einem akuten oder chronischen Nierenversagen entsteht. Bei einer schweren Lebererkrankung wie etwa der Leberzirrhose kann man den charakteristischen Foetor hepaticus, einen intensiven, süßlichen und nach Azeton riechenden Geruch wahrnehmen. Ein anderer Indikator, ein typischer aromatisch-fruchtartiger Atemgeruch, lässt auf eine bestimmte Diabetes-Erkrankung schließen.

Grundsätzlich sollte bei schlechtem Atem der Zahnarzt die erste Anlaufstelle sein, zumal in seinem Bereich die häufigsten Ursachen angesiedelt sind. Dieser sollte die Situation umfassend untersuchen und einen individuellen Behandlungsplan erstellen. Denn eine Pauschallösung für alle gibt es nicht. Da jeder Mensch anders ist, sich auf unterschiedliche Weise ernährt und unterschiedliche Bakterienkolonien beherbergt, unterscheiden sich auch die biochemischen Reaktionen. So muss der eine mehr, der andere weniger für seine Mundhygiene tun. Wenn wir neben die professionelle Hilfe die Selbsthilfe stellen und unser Verhalten im Hinblick auf Essen, andere Gewohnheiten und Hygiene ändern, lässt sich mit relativ geringem Aufwand schnell viel erreichen.

Selbsthilfe gegen Mundgeruch

Es gibt viele Möglichkeiten, den Atem wieder mit Frische zu beleben, etwa durch zuckerfreie Kaugummis oder Lutschbonbons, die Pfefferminze enthalten. Hilfreich sind auch Stoffe wie Chlorophyll, schwarzer oder grüner Tee, die die geruchsintensiven Schwebepartikel binden oder zerstören. Eine willkommene morgendliche Frische kann man auch durch Mundspülungen erreichen: mit einem Tropfen Pfefferminzöl in lauwarmem Wasser oder mit Bockshornklee, Schafgarbe, Kalmus und Kamille, Salbei, Beinwellwurz, Zinnkraut oder Frauenmantel. Bewährt hat sich auch das sogenannte Ölziehen, eine alte Tradition aus dem Ayurveda: Dabei nimmt man morgens vor dem Zähneputzen einen Esslöffel voll Öl (z. B. Sonnenblumen- oder Sesamöl) in den Mund, um es für etwa zehn Minuten kauend hin und her zu bewegen. Mit dem anschließenden Ausspülen werden die fettlöslichen Giftstoffe gebunden, was im Mund einen reinlichen und angenehmen Geschmack hinterlässt. Gleichzeitig wird dadurch auch der Speichelfluss angeregt.

Effektive Mikroorganismen (EM)

Da der Mundgeruch ganz unabhängig von seinen Ursachen letztlich immer auf einer gestörten Mundflora beruht, möchte ich Ihnen im Folgenden noch eine weitere natürliche Heilmethode vorstellen, die zunehmend bei allen Erkrankungen des Mundes (auch bei Karies und Parodontose) und des Verdauungstrakts angewendet wird.

Seit Urzeiten bestimmen Mikroorganismen, die kleinsten, aber zahlenmäßig am häufigsten vorkommenden und die am weitesten verbreiteten Lebewesen, über die Welt der Pflanzen und Tiere und damit auch über das Schicksal von uns Menschen. Wo auch immer sie sich tummeln, in all unseren Lebensräumen, in Böden, Gewässern und in der Luft, üben sie eine unvergleichliche Macht aus, im Guten wie im Schlechten. Wenn sie in einem Wirtsorganismus wie dem menschlichen Körper nicht mehr im Gleichgewicht sind und ihre verschiedenen Stämme nicht mehr in friedlicher Koexistenz leben können, erzeugen sie ein krankmachendes Milieu, das sogar zum Tode führen kann.

Sie besiedeln unsere Haut, unsere Nase, unsere Lunge, unseren Mund, unseren Magen und unseren Darm. Ihre Anzahl geht in die Milliarden und übersteigt damit sogar die Anzahl unserer Körperzellen. Ohne sie könnten wir nicht leben. Wir wären nicht in der Lage, unsere Nahrung zu verwerten oder Krankheiten abzuwehren.

Nachdem der japanische Gartenbauprofessor Teruo Higa in den 1980er Jahren entdeckt hatte, dass man mit einer gesunden Mischung aus gezüchteten Bakterienkulturen Böden fruchtbar machen und Früchteerträge steigern kann, wurde die Methode der sogenannten EM-Technologie entwickelt. Heute nutzt man sie in den unterschiedlichsten Bereichen: in der Landwirtschaft, Forstwirtschaft, der Tierhaltung, bei der Wasseraufbereitung, der Hygiene, im eigenen Haushalt, für Lebensmittel und natürlich auch in der Medizin. Inzwischen werden EM in circa hundertsechzig Staaten eingesetzt, um die Lebensqualität und die Gesundheit zu verbessern.

EM sind ein Kulturengemisch, das man nach dem Vorbild der Natur zu einem anwendungsgerechten Produkt entwickelt und für die verschiedensten Einsatzbereiche zuschneidet. Im Kern bildet die Mischung eine stabile, in sich stimmige und aktivierbare Zusammensetzung aus Milchsäurebakterien, Hefen und Photosynthese-Bakterien, die in Melasse und Wasser fermentiert werden. Ihre Standarddarreichung besteht aus einer flüssigen Lösung, in der dreizehn verschiedene Mikrobenstämme in einem milchsauren Milieu mit einem pH-Wert von 3,3 bis 3,5 enthalten sind. Wie bei Medikamenten kennt nur der Hersteller die genaue Zusammensetzung seines EM-Präparates. Bekannt ist aber, dass sich darin u. a. Stämme von Laktobazillen, Bifido-Bakterien, Streptokokken, Streptomyces, Pilzen und Photosynthese-Bakterien befinden. Die Milchsäurebakterien kennt der Normalverbraucher als

Brau- oder früher auch als Bäckerhefe sowie aus dem Sauerkraut.

Wichtig für ihre positive Wirkung ist das mikrobiologische Miteinander in einem Netzwerk, das wie in der Makroökologie günstige Lebensbedingungen in seiner Umgebung schafft und Gesundungsprozesse in Gang setzt. Da wir Menschen rundum, über die Haut und die Schleimhäute im Innern, mit unzähligen Mikroorganismen übersät sind, bieten die EM vielfältige und großflächige Anwendungsmöglichkeiten. Da bei Krankheiten immer auch Bakterien im Spiel sind, kann man mit EM so gut wie alles behandeln oder zumindest beeinflussen, vom Kopfjucken über entzündete Hautverletzungen bis zum Fußpilz, von Nasennebenhöhlenentzündungen über Herpes bis zu Pilzerkrankungen im Unterleib.

Man sollte sich aber gut beraten lassen, bevor man die kleinen eifrigen Helfer zu sich nimmt oder auf irgendeinen Körperbereich streicht. Denn z. B. bei der Behandlung der Fäulnisprozesse einer Parodontose oder Karies müssen viele Faktoren berücksichtigt werden. Dazu gehören die Art der Erkrankung und ihrer Symptome, die Menge und Zeit der Anwendung und schließlich auch die Dosis.

Bezugsquellen gibt es durch die vielfältige EM-Anwendung in zahlreichen Geschäften, Bioläden, Versandhäusern und Gesundheitsinstituten. Die Autorin und Ärztin Dr. Anne Katharina Zschocke, die in einem ihrer Bücher den gesundheitlichen Nutzen dieses Verfahrens in allen Lebensbereichen anschaulich schildert, nennt aus Fairness keine einzelnen Händleradressen und rät stattdessen, sich in der eigenen Umgebung oder im Internet umzusehen.

5. ÜBUNGEN – DAMIT SIE WIEDER BESSER ATMEN, SAUGEN, KAUEN UND SCHLUCKEN

EINIGE VORÜBERLEGUNGEN

Um uns vor langfristigen Schäden durch falsche Verhaltensmuster zu bewahren, müssen wir zunächst einmal ein geschärftes Bewusstsein für diese falschen Muster entwickeln, die uns zur Gewohnheit – oder, besser gesagt, zur schlechten Angewohnheit – geworden sind. Dies tun wir dadurch, dass wir einfach einmal wahrnehmen, wie wir atmen, kauen, schlucken, wie wir dasitzen, wie wir gehen, wie wir uns bewegen.

Haben wir unser schädliches Verhaltensmuster erst einmal erkannt, so besteht der nächste Schritt darin, durch gezielte Übungen von der Angewohnheit weg- und wieder auf den richtigen Kurs zu kommen. Dazu bedarf es zunächst vieler Anstrengungen und auch einer großen Disziplin. Und beides muss von Ihnen selbst kommen. Doch die Natur, das verspreche ich Ihnen, belohnt Sie für Ihre Mühe am Ende doppelt und dreifach. Denn jedes Fehlverhalten – sei es, dass Sie durch den Mund atmen, sei es, dass Sie mit gebeugtem Rücken dasitzen oder des Nachts mit den Zähnen knirschen – verlangt Ihrem Körper letzten Endes viel mehr Arbeit und Anstrengung ab, als die Übungen es tun. Und Ihr Leben wird, wenn Sie die falschen Verhaltensmuster erst einmal los sind, um vieles leichter und weniger anstrengend sein. Versprochen.

Vielleicht erinnern Sie sich: »Gewohnheiten kann man nicht zum Fenster hinauswerfen. Man muss sie Stufe für Stufe die Treppe herunterlocken«, hat Mark Twain gesagt. Tun Sie genau das mit Ihren Fehlfunktionen und freuen Sie sich schon jetzt darüber, dass Sie es schaffen werden. Nur eines noch vorweg, denn Sie wissen ja: Erst die Arbeit, dann der Lohn. Sie brauchen Geduld. Doch bald schon werden Sie den Erfolg irgendwo spüren. Denn gegenüber allen Körperveränderungen lösen diejenigen der Atmung die unmittelbarsten und weitreichendsten Reaktionen aus.

Da die Atmung als rundum vernetzte Grundfunktion vom Zahn bis zur Zehe von oberster vitaler Bedeutung ist, werden alle Körperbereiche und Funktionen von ihr erfasst, im Guten wie im Schlechten. Mund- und Atemübungen sollten aber keineswegs als Allheilmittel missverstanden werden, sondern als Grundhilfe für alle Funktionen. Ihre Wirksamkeit kann je nach Fall gering, genauso gut aber auch gewaltig sein.

Sind Sie ein Mundatmer? Kleiner Atemtest

Welche massiven Auswirkungen die Mundatmung auf unsere Gesundheit und unser allgemeines Wohlbefinden hat, haben wir im vorigen Kapitel gesehen. Und wenn Sie nun wissen möchten, ob auch Sie zu den Betroffenen gehören, die unter dieser Fehlfunktion leiden, schlage ich Ihnen Folgendes vor: Schauen Sie durch einen Spiegel von unten auf Ihre Nasenlöcher und beobachten Sie, ob sich – natürlich bei geschlossenem Mund – bei tiefer und kräftiger Einatmung Ihre Nasenflügel (bei den Tieren sind es die Nüstern) auch wirklich weiten. Je mehr Luft Sie benötigen, desto stärker müssen sich Ihre Nasenlöcher öffnen.

Wenn diese sich dabei aber enger stellen und Sie bei der Nasenatmung weniger oder gar keine Luft mehr bekommen, kollabieren die Nasenflügel leicht, das heißt, sie klappen nach innen und verengen den Atemweg. Dann kommen Sie bei größerer Anstrengung mit Ihrer Nasenatmung wahrscheinlich nicht mehr aus. Vielleicht reicht sie noch für das gemächliche Spazierengehen. Spätestens aber beim Treppensteigen, Fahrradfahren und Ähnlichem schalten Sie auf eine Mund- bzw. Mischatmung um. Das heißt: Ihre Nasenflügelmuskeln sind zu schwach, ungeübt und ohne Spannkraft. Sie erfüllen ihre Klappenfunktion nicht mehr richtig. Sobald sie aber durch die Übungen (oder durch einen funktionskieferorthopädischen Apparat) gefordert und gestärkt werden, können Sie sich allmählich wieder auf die normale Nasenatmung umstellen. Je mehr Luft dann durch die Nasenhöhlen strömt, desto freier wird dieser Atemweg. »Am Ende will man gar nicht mehr zurück, weil man jetzt vergleichen kann: Durch die Nase atmen fühlt sich viel angenehmer und entspannter an«, sagte einmal ein Patient.

Eine Kostprobe für dieses befreiende Atemgefühl kann auch sehr motivierend wirken: Legen Sie Ihre beiden Zeigefinger jeweils seitlich und etwas oberhalb Ihrer Nasenflügel auf die Haut. Ziehen Sie diese nun nach außen und oben Richtung Wangenknochen, während Sie dabei kräftig und tief einatmen. Dann wiederholen Sie das intensive Einatmen, ohne die Finger zu Hilfe zu nehmen. Der Unterschied ist oft frappierend, und man bekommt eine Ahnung davon, wie viel Nasenatmung wir noch aus der Reserve locken können.

Von der Mund- zur Nasenatmung

Bevor Sie mit den Übungen beginnen, ist zunächst noch zu klären, ob die Mundatmung in Ihrem Fall eine von zwei Möglichkeiten oder eine Notwendigkeit ist. Wenn Sie den Mund bewusst schließen und in einer ruhigen, sitzenden Position halbwegs genügend Atemluft durch die Nase bekommen, ist eine direkte Umstellung zur Nasenatmung möglich. Dann können Sie mit den Mundübungen gleich beginnen. Stellt sich jedoch heraus, dass die Nasenatmung aus dem einen oder anderen Grunde behindert oder gar blockiert ist, ändert sich der Übungsplan. Denn Übungen zur Verbesserung des Mundschlusses führen kaum oder gar nicht zur Nasenatmung, solange Ihre Luftwege zu eng oder verschlossen sind.

Andererseits soll uns eine eingeschränkte, nur ungeübte Nasenatmung aber nicht davon abhalten, direkt Mundübungen durchzuführen. Warum? Das hat mit der Größe der Nasenlöcher zu tun, deren Ausmaße und Form sich in den meisten Fällen verändern bzw. vergrößern lassen. Zum Glück hat uns die Natur mit einem ziemlich beweglichen Nasenvorhof ausgestattet, dessen Knorpel- und Muskelgewebe wie Luftklappen weiter und enger gestellt werden können. Wenn wir nun mit bewusst geschlossenem Mund anders als gewohnt durch die Nase ein- und ausatmen, geschieht etwas Neues: Die Nasenflügelmuskeln (Ala nasi) und benachbarte mimische Muskeln, deren Müßiggang jetzt ein Ende hat, werden nun gefordert. Sie müssen sich blähen, um mehr Luft durchzulassen, was vorher einfacher und bequemer durch den Mund ging. Und je stärker wir einatmen, desto größer wird der Unterdruck, gegen den sich die kleinen Hebemuskeln wie bei einem Schirm aufspannen müssen. Wenn das ansatzweise gelingt, ist es »nur« eine Übungssache, eine Frage der Zeit, bis wir uns allmählich eine normale Nasenatmung mit rhythmischer An- und Entspannung der Muskeln des Nasenvorhofes erarbeiten und schließlich angewöhnen. So schwer es Ihnen am Anfang auch fallen mag, weil Sie sich überwinden und durch die Nase atmen *müssen,* so befreiend wird es Ihnen später vorkommen, weil Sie nun endlich durch die Nase atmen *können.*

Damit wird klar: Nasenatmung kann man lernen. Nasenflügelmuskeln kann man trainieren. Dafür muss aber auch regelmäßig geübt werden, und zwar mit dem Mund, der Lippen- und ganzen perioralen, das heißt um den Mund herum liegenden Muskulatur, der Zunge und eventuell noch mehr. Mit anderen Worten: Mit der Übungsarbeit am Mund kräftigen wir nicht nur die untere Gesichtsmuskulatur, sondern alle wichtigen Atemmuskeln: das Zwerchfell unten, bestimmte Muskeln der Rippen und des Brustkorbes oben, am Hals, Nacken und an den Schultern. Das Atmenüben ist eine Tätigkeit, die unseren Körper und unsere Seele vom Scheitel bis zur Sohle tüchtig beanspruchen kann. Wenn wir es richtig und maßvoll machen, also weder über- noch untertreiben, wirkt es so belebend und beglückend, dass wir uns fragen, warum wir damit nicht schon früher begonnen haben.

Sieg der Eitelkeit – kleine Motivationshilfe

Vor den Übungen kann man sich ruhig noch einmal im Spiegel vor Augen führen, wie man aussieht, wenn man den Mund immer und überall offen stehen hat (Achtung: nicht mogeln, keinen Spiegelblick aufsetzen, sondern ganz entspannt dreinschauen!). Das wirkt bei vielen, vor allem bei Kindern und Jugendlichen, vielleicht noch motivierender als alles andere.

So konnte ich einmal eine Sechzehnjährige zu einer kieferorthopädischen Behandlung ermuntern, die sie wegen ihrer nur geringfügigen Zahnfehlstellung nicht für nötig hielt (und ich übrigens auch nicht). Als ich ihr einen Spiegel in die Hand gab und sagte:»Vergleich doch mal, wie findest du dich, einmal mit geschlossenem und einmal mit offenem Mund?«, reagierte der neugierige kleine Bruder neben ihr:»Die schaut immer so bedeppert aus. Die Eltern sagen immer ›Mund zu!‹, aber das nützt nix.« Ich nahm sie in Schutz und versicherte ihr, dass sie dafür nichts könne. Das sei eine unbewusste und ungewollte Gewohnheitshaltung, die man nur sehr begrenzt steuern könne. Als ich ihr dann erklärte, dass man den Mundschluss aber durch eine Zahnspange und/oder begleitende Übungen erlernen und gleichzeitig die auf der Unterlippe hängende Zunge kontrollieren könne, fragte sie:»Wann kann ich die Spange haben?« Zum Schluss erzählte ich ihr noch, wie wichtig und wertvoll es sei, durch die Nase zu atmen, um sich nicht gleich jeden Infekt einzufangen, den irgendein Klassenkamerad gerade mitbringe.»Das können Sie laut sagen!«, schaltete sich nun die Mutter ein.»Ständig müssen wir sie krankschreiben lassen wegen ihres Dauerschnupfens und der Bronchitis.«

Mehr Motivation war gar nicht nötig. In diesem etwas schwierigeren Fall von Mundatmung bedurfte es allerdings einer kieferorthopädischen Behandlung. Durch das begleitende Übungsprogramm konnte die Behandlung aber erheblich unterstützt und verkürzt werden. Übungen allein können aber schon viel bewirken und dabei wichtige Weichen stellen.

Noch ein Wort zum Naseputzen

Menschen, besonders Kinder, die es nicht gewohnt sind, durch die Nase zu atmen, stört das angesammelte Sammelsurium in ihrem Schornstein oft wenig oder gar nicht. Besonders mit kleinen Kindern, die dafür die Wahrnehmung noch nicht entwickelt haben, muss man das Ausschnauben mit dem Taschentuch gut einüben. Ein Kamin, der nicht zieht, braucht einen Schornsteinfeger. Dadurch reift das nasale Reinlichkeitsgefühl (nach), das im Unterschied zur analen Reife (volle Windel wird reklamiert) oft spät gelernt wird. Hier beißt sich die Katze in den Schwanz: Wo keine Luft strömt, stockt es und stimuliert nicht. Und umgekehrt: Weil es stockt, strömt und stimuliert es nicht.

JETZT GEHT ES LOS: ÜBUNGEN, DIE SIE SELBST MACHEN KÖNNEN

Bevor Sie zu den Übungen schreiten, achten Sie bitte darauf, welche Anzeichen und Hinweise auf Fehlfunktionen bei Ihnen vorliegen. Danach finden Sie die Ziele und die körperlichen, geistigen und seelischen Auswirkungen, die Sie durch die anschließenden Übungen erreichen können.

Übungen gegen eine offene Mundhaltung mit und ohne Mundatmung

Anzeichen und Hinweise auf Fehlfunktionen

▸ Mangelnder spontaner Lippen- bzw. Mundschluss durch gewohnheitsmäßige muskuläre Schlaffheit (zu niedrige Grundspannung) oder durch Veranlagung (selten)

▸ Mangelnde spontane Nasenöffnung und Durchlässigkeit (zu wenig Ventilation durch Nasenvorhof und Höhlen) durch gewohnheitsmäßige muskuläre Schlaffheit (zu niedrige Grundspannung) oder durch Veranlagung (selten); erkennbar an der engen schlitzförmigen (statt ovalen) Öffnung des Nasenvorhofes sowie der eingeschränkten Beweglichkeit der Nasenflügelmuskeln

▸ Verengungen oder Verstopfungen der Nasenhöhlen durch Sekretverkrustungen oder andere Verunreinigungen, Dauerschnupfen/Stockschnupfen, Polypen (adenoide Wucherungen), allergische und andere Schleimhautschwellungen

▸ Erkrankungen und Beschwerden in den Mund- und Nasen(neben)höhlen:
Mundtrockenheit mit oder ohne spröde, rissige, ggf. leicht blutende Lippen, unangenehmer Mundgeruch, Beläge auf der Zunge und den Zähnen, Aphthen, Herpes, Rötungen am hinteren (weichen) Gaumen, Anfälligkeit für grippale Infekte, Erkältungen, Schnupfen (Rhinitis), Husten (Bronchitis), Mandelentzündung (Tonsillitis), Mittelohrentzündung (Otitis media), Rachenentzündung (Pharyngitis), akute oder chronische Nasennebenhöhlenentzündung (Sinusitis)

Ziel und gesundheitlicher Gewinn der Übungen

Ziel der Übungen ist der spontane gewohnheitsmäßige Lippenschluss (Atmung mit geschlossenem Mund) und die Nasenatmung. Trainiert wird die Funktion der nasalen und mimischen Muskeln des Mittel- und Untergesichtes. Diese führen im Allgemeinen zu einer

▸ Verbesserung des Allgemeinbefindens, Harmonisierung des Gesichtsausdrucks
▸ Verringerung/Vermeidung von schlechtem Mundgeruch
▸ Steigerung der Sauerstoffverwertung durch Vorwärmung, Verwirbelung, Befeuchtung und Filterung der Atemluft
▸ Steigerung der Immunabwehr durch Sensibilisierung und Stimulierung
▸ Steigerung der Atemtiefe (bessere Füllung und Entleerung der Lungenflügel durch mehr Volumen)
▸ Regulierung des Atemrhythmus
▸ Steigerung der zellulären Stoffwechselleistung (Verbrennung, Zellatmung)

Körperliche, geistige und seelische Auswirkungen

▸ Steigerung der körperlichen Leistung (Fitness), besonders Antrieb und Ausdauer
▸ Steigerung der Immunabwehr (z. B. gegenüber Infekten, verschiedenen Problemen im Hals-Nasen-Ohren-Bereich)
▸ Verbesserung der (Vor-)Verdauung durch Normalisierung von Speichelfluss und Qualität der Mundflora und -fauna sowie Unterstützung der Darmperistaltik (bessere Bauchatmung bewegt auch die Eingeweide)
▸ Verbesserung (Erleichterung) des Sprechens durch

mehr Mund- und Lippenbeweglichkeit (ggf. durch Vermeidung von Mundtrockenheit und Klebrigkeit)

▸ Steigerung der geistigen bzw. der sogenannten höheren Nerventätigkeiten hin zu mehr Aufmerksamkeit, Konzentration, Ausdauer, z. T. Gedächtnis (das heißt: Die Übungen sind auch hilfreich bei Lernschwäche, Unruhe, Hyperaktivität, Prüfungsängsten!)

▸ Verbesserung des allgemeinen und seelischen Wohlbefindens hin zu mehr Ausgeglichenheit und Entspannung (wirkt regulierend und stimulierend auf Schwankungen der Stimmungs- und Gemütslage)

Übungen für den Lippenschluss

Der Mundschluss wird erst bewusst aktiviert und dann unbewusst automatisiert. Alle Übungen sensibilisieren und stimulieren den natürlichen Greifreflex der Lippen und kräftigen deren Muskeln. Man kann sie beim Lesen, beim Fernsehen, am Computer, beim Autofahren und bei anderen Aktivitäten durchführen.

▸ Einen Knopf, eine größere Bohne oder flache Nuss (z. B. Mandel) zwischen die Lippen legen, schließen und halten (mehrmals für etwa 20 bis 40 Minuten).

▸ Eine rohe Hohlnudel, z. B. italienische Penne, oder die Kappe eines Filzstifts (etwa so dick wie ein Bleistift und so lang wie das kleine Fingergelenk) hinter die Ober- oder Unterlippe legen und länger geschlossen halten.

▸ Eine rohe Hohlnudel oder Kappe eines Filzstifts (siehe oben) zwischen Oberlippe und Schneidezähne klemmen und den Mund dabei geschlossen halten. Dann die Nudel (ohne Hilfe der Hand) nach unten, zwischen die Unterlippe und die unteren Schneidezähne schieben.

Die Übung, das Rauf-und-runter-wandern-Lassen, mehrmals wiederholen, den Mund dabei immer geschlossen halten.

▸ Zwei Hohlnudeln oder Filzstiftkappen gleichzeitig, eine davon hinter der Oberlippe, die andere hinter der Unterlippe, jeweils vor den Schneidezähnen, bei geschlossenem Mund halten. Zwischendurch entspannen/ Mund öffnen, wieder schließen usw.

▸ Einen Knopf bei mäßiger körperlicher Anstrengung zwischen den geschlossenen Lippen halten. Diese Übung eignet sich zum Laufen (Joggen), Treppensteigen, Spazierengehen, Fahrradfahren sowie bei der Haus- und Gartenarbeit. Die Macht der Gewohnheit wird am besten überwunden, wenn man bei dieser Übung die Mundöffnung möglichst ganz vermeidet. Wenn die Nasenatmung (noch) nicht ausreicht, kann man trotzdem die Lippen mit dem Knopf in der Mitte halten und sie seitlich zum Luftholen etwas öffnen. Wenn man das Tempo oder die Anstrengung verringert, passt man sich der Atemleistung der Nase an, um sie dann allmählich zu steigern. Je stärker die Atmung, desto stärker die Anforderung an die Nasenflügelmuskeln.

Kleiner Mund- und Zungenhaltetest: Wie halte ich meinen Mund? Wie »zügele« ich meine Zunge?

In der Tat ist es die Zunge, ihre Haltung, Spannung und Ruhelage, die letztlich entscheidet, ob der Atemweg über Mund oder Nase führt. Deshalb bedeutet eine offene Mundhaltung (noch) nicht, dass keine Nasenatmung möglich wäre oder ausgeübt wird. Denn wenn wir den Mund nur einen Spalt weit offen und dabei den Unterkiefer vielleicht nur etwas tiefer halten, fällt es der Zunge nicht schwer, den Kontaktschluss zum Gaumen wieder einzunehmen. Je größer aber der Lippen- und Kieferabstand, desto eher senkt sich die Zunge, und desto leichter stellt sich die Mundatmung ein. Umgekehrt kann es aber auch vorkommen, dass Menschen ohne gewohnheitsmäßige offene Mundhaltung eine abgesenkte Zungenruhelage bevorzugen. Sie sind dann zwar keine Mundatmer, aber ihre Zungenhaltung ist nicht normal. Deshalb kann auch die Funktion der Zunge z. B. beim Trinken (Saugen), Kauen, Schlucken oder Sprechen fehlerhaft sein.

Prüfen Sie also, wie Sie es mit Ihrer Zunge halten, mit oder ohne Mundschluss. Im Idealfall halten Sie Ihren Mund gewöhnlich mit entspannt geschlossenen Lippen und der Zungenspitze am vorderen Gaumen. Dabei hängt quasi der Unterkiefer in der sogenannten Ruheschwebe, d. h. gerade mal ohne Zahnkontakt, weil ihn der Unterdruck von innen mit der Zunge oben hält. Das Gewicht des Unterkiefers wäre nämlich mit seinem Knochen, der angewachsenen Zunge und den Muskeln des Mundbodens viel zu schwer, um durch die Kraft der Kaumuskeln ständig ruhig und oben gehalten zu werden. Warum strahlt ein normal und spontan geschlossener Mund Harmonie und Ruhe aus? Weil auch die mimischen Muskeln dabei entspannt sind.

1. Lippen-Mundschluss: Halten sich meine Lippen gewöhnlich und kontinuierlich nicht entspannt und geschlossen (außer bei bestimmten Aktivitäten, Infekten u. Ä.)?
   Falls nein ❭ besonders Mund- und Lippenübungen, ggf. Nasenatmungsübungen
2. Zungen-Gaumen-Schluss, Zungenruhelage: Halten

Zunge und Gaumen nicht zusammen? Besteht kein Kontakt, auch nicht am hinteren Gaumen?
Falls nein ❯ besonders Zungenübungen

3. Lippe-Lippe-Kontakt und Zungen-Gaumen-Kontakt: Halten sowohl meine Lippen als auch Zunge und Gaumen zusammen?
Falls nein ❯ am besten alle Übungen (Lippen- und Mundübungen, Nasenatmungsübungen und Zungenübungen)

Übungen zur richtigen Zungenruhelage mit und ohne Mundatmung/Mundschluss

Der Zungen-Gaumen-Kontakt wird erst bewusst aktiviert/trainiert und dann unbewusst automatisiert. Alle Übungen sensibilisieren und stabilisieren die natürliche Zungenruhelage und kräftigen die Muskeln der Zunge, des Mundbodens und der oberen Halsregion.

▸ Zunge-rauf-Übung: Eine kleine Bohne, wahlweise einen Kürbiskern, eine muschelförmige kleine Nudel oder ein Maiskorn auf das vordere Zungendrittel legen und am vorderen Gaumen an Ort und Stelle halten, auch beim Schlucken (verschlucken vermeiden, ist aber harmlos, falls es passiert). Diese Übung ist ideal beim Lesen, Fernsehen, Auto- oder Fahrradfahren, Spazierengehen, bei Büro- oder Hausarbeit. Etwa 20 bis 40 Minuten, mehrmals am Tag. Eventuell auch beim Joggen, Körpertraining, Yoga u. Ä. (Unterstützung der Nasenatmung)

▸ Kröpfchen-Übung (nach B. Padovan): Die Kröpfchen-Übung bietet der Zunge den festen Boden (muskuläres Zungenbett), die nötige Steilvorlage für die normale

Ruheposition. Sie trägt damit indirekt auch zur Nasen-atmung bei.

Das vordere Zungendrittel bei geschlossenem Mund nach oben gegen den vorderen Gaumen stemmen, als wollten Sie ihn durchstoßen. Im Sekundentakt anspan-nen und entspannen. Im gleichen Rhythmus spannen und entspannen sich dabei die Mundbodenmuskeln un-ter der Zunge. Zur Kontrolle fühlt man mit dem Dau-men unten zwischen den Unterkieferkanten etwa zwei bis drei Zentimeter hinter dem Kinn und kontrolliert, ob diese Muskeln dabei im Wechsel fest und wieder weich werden bzw. nachgeben. Etwa 10 bis 20 Mal üben, langsam steigern, mehrmals am Tag durchführen. Die Übung stärkt nicht nur die Muskeln, sondern strafft auch die Haut und das Bindegewebe unter dem Kinn. Diesen glättenden Nebeneffekt erleben Therapeuten auch bei alternder, schlaffer Halshaut. Am Anfang wird der Effekt vielleicht schwach, später aber deutlich stär-ker zum Vorschein kommen.

▸ Oblaten-Übung (nach B. Padovan): Die Oblaten-Übung dient dem Bewegungs-Berührungs-Reiz, der zwischen Zungenspitze und vorderem Gaumen wahr-genommen wird. Die Zunge »weiß« dann, wo sie in der Ruhelage und beim Schlucken hingehört. Ihre Bewe-gung wird dabei korrekt eingeleitet, ihre Muskeln wer-den gestärkt. Die Nasenatmung wird auch mit dieser Übung gefördert.

Ein Stück von einer Backoblate auf trockenem Finger etwa sechs bis sieben Sekunden lang an den feuchten vorderen Gaumen (auf das Zahnfleisch hinter die obe-ren Schneidezähne) heften, bis sie fest kleben bleibt. Die Zähne dabei etwas auseinanderhalten und mit der vor-deren Zungenpartie oben an der Oblate reiben, sie durch Vor- und Zurück- sowie seitliche Bewegungen wegreiben, wechselweise auch durch Schnalzbewegungen. Beim Schnalzen sollte die Zunge zunächst so lange oben angesaugt bleiben, bis der Mund weit geöffnet steht. Dann erst kommt der Schnalzeffekt, mit dem sich die Zunge vom Gaumen und damit nach und nach die Oblate löst.

▸ Zunge-rauf-Kiefer-runter-Übung (nach B. Padovan). Ähnlich wie die Oblaten-Übung: Hier übt die Zunge aber keine reibende, sondern eine saugende und haltende Funktion aus. Sie »weiß« jetzt, nach der Oblaten-Übung, dass sie an den vorderen Gaumen hinter die Schneidezähne gehört, und soll dort die Stellung halten. Während sie vorher mit der Oblate aktiver war, gilt diese Übung mehr der Unterkieferbewegung und Stärkung. Sie fördert nicht nur die Nasenatmung, sondern erleichtert die Mundöffnung z. B. beim Sprechen oder bei einer Kieferklemme (siehe Fallgeschichte von der Professorin, Kap. Saugen – das erste Körpertraining). Die vordere Zungenpartie an den vorderen Gaumen (an das Zahnfleisch hinter den oberen Schneidezähnen) ansaugen, als ob man schnalzen wollte, es aber nicht zum Schnalzen bzw. Lösen kommen lässt. Zunge also an Ort und Stelle halten und gleichzeitig den Mund weit öffnen. Das heißt runter mit dem Unterkiefer, ohne dabei den Zungen-Gaumen-Kontakt zu lösen. Gleich danach wieder rauf mit dem Kiefer, dann wieder runter usw. Dieses Rauf und Runter im Sekundentakt 10 bis 20 Mal wiederholen, ein paar Mal am Tag. Achtung: Die Zunge bleibt die ganze Zeit oben, saugt rhythmisch, das heißt immer dann, wenn der Unterkiefer gerade wieder runtergeht.

▸ Saugübung (nach B. Padovan): Das Saugen ist neben der Atmung die erste zielgerichtete und wichtigste Bewegungsfunktion des Menschen nach der Geburt. Die

Evolution hätte die am höchsten entwickelte Tiergruppe, die Säugetiere, nicht hervorbringen können, wenn das Saugen, ihr Markenzeichen, nicht so nützlich und förderlich gewesen wäre. Sie ist die anspruchsvollste Funktion überhaupt, und ohne sie würde uns das Kauen und folglich auch das Sprechen nicht gelingen. Das Saugen als Vorform des Kauens und Sprechens beansprucht und bewirkt die aktive *öffnende* Mundbewegung. Das Kauen wiederum betont und betätigt die aktive *Schließ*bewegung des Mundes. Saug- und Kaubewegungen benötigen und begünstigen sich also gegenseitig. Sie ähneln und ergänzen einander. Das Gleiche gilt deshalb auch für die Übungen.

Die Saugbewegung (und -übung) bewegt sehr viele, ja so gut wie alle Muskeln des Mundes, Gesichtes und Kopfes bis hin zu bestimmten Hals-, Nacken- und Schulterpartien. Der Logopädin Beatriz Padovan zufolge sind ihre Auswirkungen in diesen Bereichen so umfassend wie das Schwimmen für den ganzen Körper. Sie hat sich diese Übungen nicht ausgedacht, sondern das Bewegungsmuster von Babys abgeschaut. Bei korrekter Anwendung ahmt man mit der Saugübung die gesunden natürlichen Saugbewegungen beim Stillen nach. Damit die Kopie so nah wie möglich an das Original heranreicht, muss man die realen Verhältnisse an der Mutterbrust studieren und zum Vorbild nehmen. Der Schnuller beeindruckte die Logopädin im Hinblick darauf, dass er zur Beruhigung von Kindern geeignet war. Diese sogenannten Beruhigungssauger können auch bei Schreihälsen wahre Wunder bewirken. Das wäre unmöglich, dachte sie, wenn sie dabei nicht ähnliche Bewegungen und wohlige Gefühle auslösen würden, wie man sie von der Mutterbrust her kennt. Auch bei Erwachsenen kann diese Übung manchmal starke

Gefühlsregungen aus der Kindheit hochkommen lassen.

Also erfand Beatriz Padovan den Schnuller neu, verbesserte ihn und benannte ihn vom Beruhigungssauger zum Saugtrainer um. Diese Bezeichnung findet sich dann auch auf der Verpackung einer Produktmarke wieder, die dieses Instrument zu Therapiezwecken auf den Markt gebracht hat. Inzwischen haben nicht nur Logopäden, sondern auch Physiotherapeuten, Kieferorthopäden und Allgemeinärzte erkannt, wie heilsam sich die Saugübung (natürlich nicht als Einzelübung) bei entsprechender Funktionsschwäche auf Leib und Seele auswirken kann.

Übungen gegen Kiefergelenksbeschwerden (craniomandibuläre Dysfunktion)

Auch hier empfehle ich Ihnen, vor Beginn der Übungen erst einmal zu klären, welche Anzeichen und Hinweise auf Fehlfunktionen bei Ihnen vorliegen. Danach finden Sie die Ziele und die körperlichen, geistigen und seelischen Auswirkungen, die Sie durch die anschließenden Übungen erreichen können.

Anzeichen und Hinweise auf Fehlfunktionen

▸ Schmerzen in den Kiefergelenken (vor den äußeren Gehörgängen), an den Kiefer-, Gesichts-, Hals-, Nacken- und Schultermuskeln (Verspannungen, Verhärtungen, Druckempfindlichkeit)
▸ Gestörte oder blockierte Beweglichkeit: Eingeschränkte oder ausweichende Öffnung oder Schließung des Mundes beim Essen, Gähnen, Sprechen,

z. B. Kiefersperre (verhindert Schließen) oder Kieferklemme (verhindert Öffnen)
- Gelenkgeräusche, Knack-, Knister- oder Reibegeräu-
sche in den Kiefergelenken (ggf. auch in den Gelenken
der Halswirbelsäule und der Extremitäten) beim Essen,
Gähnen und Sprechen
- Allgemeine Folgeerscheinungen und Beschwerden: ein-
geschränktes oder einseitiges Kauen (Achtung, das kann
auch an schmerzhaften Zähnen liegen!), verändertes
Essverhalten, Probleme beim Atmen, Schlucken, Sprechen und Schlafen (z. B. Schlafmangel durch eingeschränkte Schlaflage); gestörtes Allgemeinbefinden,
z. B. Leistungsabfall, Kopf- und Gliederschmerzen, Be-
wegungseinschränkungen, z. B. bei der Kopfdrehung,
beim Einsatz der Hände, Arme und Schultern, Unruhe,
Stressgefühl, ungewohnte Gemütsschwankungen und
depressive Verstimmungen

Ziel und gesundheitlicher Gewinn durch die Übungen

- Besserung der Beweglichkeit von Mund und Kiefer bei
allen Aktivitäten durch das Funktionstraining der Kau-
(und bestimmter Gesichts-)Muskeln
- Verringerung der Schmerzen in den Kiefergelenken, der
Kau- und Gesichtsmuskulatur und zum Teil auch im
Körper
- Besserung der Kaumöglichkeiten und des Essverhaltens
sowie des Atmens, Schluckens und Sprechens durch
eine Verbesserung der Beweglichkeit von Mund und
Kiefer, auch bei Kieferklemme oder Kiefersperre
- Verringerung der Gelenkgeräusche in den Kiefergelen-
ken, Halswirbelsäulengelenken und eventuell in den
Bereichen der Schultern und Extremitäten durch die
verbesserte Beweglichkeit

▸ Besserung des Allgemeinbefindens (weniger Kopfschmerzen, mehr Schaffenskraft und erholsamer Schlaf,
Stressabbau, stabilere Gemütsverfassung) sowie Besserung der Beweglichkeit des Kopfes, Halses, der Wirbelsäule, Schultern und Extremitäten

Kauübungen für die Gelenke und Muskeln des Kiefers (variiert nach B. Padovan)

Die folgenden Übungen werden normalerweise unter der
professionellen Anleitung von Therapeuten und Ärzten
gemacht. Bei korrekter Durchführung sind sie aber nicht
gefährlich. Dabei gilt die Faustregel: Lieber lassen, wenn
sie nicht helfen oder gar die Beschwerden verstärken. Eine
kurzfristige Verschlimmerung der Beschwerden kann
durchaus möglich sein und verschwindet in der Regel
bald. Je schlimmer die Beschwerden, desto schonender
sollten Sie üben!

Was soll erreicht werden? Die Entspannung lindert
Schmerzen und erhöht die Beweglichkeit der Kaumuskeln
und Kiefergelenke. Durch die gezielte Aufgabe, das richtige Kauen, wird das harmonische Zusammenspiel aller beteiligten Muskelgruppen eingeübt und wiederhergestellt.
Unterforderte Muskeln werden aus der Reserve gelockt,
überforderte können sich erholen. Der Kaubetrieb kann
besser funktionieren, wenn jeder seine Arbeit verrichtet.
Dabei geht es nicht darum, wer am stärksten ist, sondern
dass die Lasten gleichmäßig verteilt werden. Denn die Verspannungen und Schmerzen verlaufen genau dort, wo die
Lastenträger zu viel aufgebürdet bekommen (z. B. durch
einseitiges Zähneknirschen und Pressen). Mit diesen beiden Übungen werden die Kieferheber, die mundschließen-
den Muskeln, aktiviert und reguliert. Mit der folgenden

Übung, dem Saugen, werden die Kiefersenker, die mund-
öffnenden Muskeln, angesprochen.

▸ Übung 1: Einen Beruhigungssauger (den größten für
Kinder aus dem Handel, z. B. Drogeriemarkt, oder
Saugtrainer für Erwachsene von NUK) vorn zwischen
die mittleren rechten Schneidezähne nehmen und mit
geringer Kraft etwas zubeißen, wieder loslassen, wieder zubeißen, jeweils eine Sekunde lang, circa drei- bis
fünfmal. Langsam lernen die Muskeln, sich zu entspannen. Beim Loslassen soll der Abstand zwischen den
Schneidekanten nicht größer sein als die Höhe des
Saugkörpers. Das Gleiche wiederholt man einen Zahn
weiter hinten, also mit dem rechten seitlichen Schneidezahn. Drei- bis fünfmal zubeißen, loslassen, wieder
im Sekundentakt und mit Ruhe, da die Übung ja auch
beruhigen soll. Als Nächstes kommt der Eckzahn dran,
dann die beiden kleinen Backenzähne (Prämolaren),
dann der erste große Backenzahn (Molar) und zum
Schluss der zweite Backenzahn. Der Weisheitszahn
(dritter Molar), falls vorhanden, kann ausgelassen werden. Von hinten geht man die Zahnreihe dann wieder
Zahn für Zahn nach vorn, also erster Backenzahn,
zweiter kleiner Backenzahn, erster kleiner Backenzahn
… bis zum mittleren rechten Schneidezahn. Nun
kommt die linke Zahnreihe dran. Mit den linken mittleren Schneidezähnen drei- bis fünfmal zubeißen, eine
Sekunde, loslassen usw. Es folgt der seitliche linke
Schneidezahn, dann der Eckzahn … bis zum zweiten
Backenzahn. Dann geht es Zahn für Zahn wieder nach
vorn. Am Ende der Übung beißt man wieder drei- bis
fünfmal mit den mittleren linken Schneidezähnen auf
den Saugkörper.

▸ Übung 2: Die Übung genauso durchführen, diesmal

aber mit zwei Beruhigungssaugern gleichzeitig. Man beginnt mit den mittleren Schneidezähnen. Einen Sauger rechts und einen Sauger links zwischen die Zähne nehmen, sanft zubeißen, loslassen, im Sekundentakt drei- bis fünfmal. Es folgen die seitlichen Schneidezähne links und rechts, gleichzeitig zubeißen usw. bis zu den zweiten Backenzähnen. Das Gleiche auf dem Weg zurück nach vorn, bis man wieder bei den mittleren Schneidezähnen ankommt. Diese Übung sorgt auch dafür, dass sich die Muskeln rechts und links angleichen. *Achtung:* Diese zweite Übung sollte eher noch behutsamer als die erste Übung durchgeführt werden, da man mit zwei Saugkörpern gleich den doppelten Widerstand überwinden muss. Es soll wohlgemerkt kein kraftvolles Kauen sein, sondern ein leichtes federndes *An*spannen. Nur so gelingt das *Ent*spannen.

Beide Übungseinheiten sollten mindestens einmal am Tag, am besten zweimal und eventuell sogar dreimal durchgeführt werden. Keine Sorge, das dauert jeweils nur einige Minuten.

Saugübung für die Gelenke und Muskeln des Kiefers (variiert nach B. Padovan)

Auch die folgende Übung findet wie die Kauübungen normalerweise unter professioneller Anleitung statt. Deshalb sind auch hier die zuvor geschilderten Vorsichtsmaßnahmen zu beachten.

▸ Einen Beruhigungssauger (den größten für Kinder aus der Drogerie oder Saugtrainer für Erwachsene von NUK) zwischen die Lippen nehmen, bis der Schild die

Lippen berührt. Nun kommt es darauf an, dass man die Saugbewegungen ganz korrekt durchführt.

▸ Man unterschätzt diese Übung, weil viele Menschen das Saugen entweder nicht richtig gelernt oder wieder verlernt haben. Die Übung wirkt dann nicht oder kann schaden, wenn man nicht aufpasst.

▸ Beim Saugen müssen zwei Dinge beachtet werden:

1. Der Unterkiefer muss bei geschlossenen Lippen nach unten gehen, deshalb ist das Saugen eine öffnende Mundbewegung. Der Widerstand, der dabei überwunden werden muss, entsteht durch den Unterdruck in der Mundhöhle. Mit dem Absinken des Unterkiefers und der Anspannung der Zunge zieht man am Saugkörper wie der Kolben einer Saugpumpe.

2. Die Wangen müssen sich nach innen wölben, und der Lippenschild muss stärker gegen die Lippen drücken.

Wenn beides gelingt, erstens das Absenken des Unterkiefers (mit dem Daumen unterm Kinn kontrollieren) und zweitens die Einziehung der Wangen samt Druck des Lippenschildes, erzeugen Sie den nötigen Unterdruck durch die richtigen Bewegungen.

▸ Um die Übung zunächst einmal zu begreifen und hinzubekommen, kann sie ruhig etwas kräftiger und ausladender ausfallen. In dieser Intensität wäre sie aber, zumindest für den Anfang, eine Überforderung und würde möglicherweise zu einer Verschlimmerung der Beschwerden führen. Deshalb ist es wichtig, diese Übung wie auch die Kauübungen auf jeden Fall anfangs mit geringer Kraft und geringer Absenkung des Unterkiefers durchzuführen. Man beginnt mit einem fünf- bis achtmaligen Saugen, einer Runter-und-rauf-Bewegung, legt eine kurze Pause von einer halben Minute ein und wiederholt die Übung fünf- bis achtmal (die Auf-und-ab-Bewegung muss wirklich stattfinden!), bis man insgesamt fünf bis sechs Übungseinheiten durchgeführt hat. Die Saugübungen sollten möglichst zusammen mit den beiden Kauübungen durchgeführt werden (ein- bis zweimal, evtl. dreimal pro Tag).

Hören Sie auf Ihren Körper!

Für alle Übungen (Kau- und Saugübungen) gilt: Auf das Körpergefühl »hören«! Sobald die Übungsbewegungen schmerzen, Widerstände oder andere Beschwerden auslösen, z. B. Knacken, werden sie (noch) nicht vertragen und angenommen. Man kommt überhaupt nur weiter, wenn alle Bewegungen in einem funktionsfähigen Korridor bleiben. Dabei arbeitet man nicht *gegen* etwas (vermeintlich) Falsches, sondern *für* das Normale. Fehlfunktionen wie Zähneknirschen oder Pressen werden nicht bekämpft, sondern überflüssig, weil der Körper die gesunde Funktion (wieder) erlernt. Weil die drei Übungseinheiten zusammengehören, ergänzen sie sich.

Wer nachts oder auch tagsüber seine Kaumuskeln verspannt und sein Gebiss verriegelt wie ein Schließfach, braucht den Wechsel, das öffnende Saugen und das schließende Kauen. Die Muskeln sollen auf diese Weise wieder zu ihrem normalen und erholsamen Rhythmus zurückfinden. Wie beim Schaukeln kommt die *Ent*spannung durch das Loslassen nach der *An*spannung. Das Loslassen haben Sie vor lauter Tun vielleicht vergessen oder verlernt. So lernen wir mit den Übungen, etwas zu tun, um etwas anderes zu lassen. Das macht sich dann auch in unserem Alltagsverhalten bemerkbar. Darauf können Sie sich ruhig schon freuen.

6. DIE HÄUFIGSTEN FRAGEN RUND UM DEN MUND

In meiner Praxis tauchen bei Patienten und Begleitpersonen immer wieder dieselben Fragen auf. Hier finden Sie die wichtigsten und häufigsten – und die dazugehörigen Antworten.

Wie schädlich/nützlich ist das Daumenlutschen?

Der Daumen ist ein harter Knochen und daher in der Lage, den noch weichen Kindergaumen erheblich zu verformen. Er kann verhindern, dass die oberen Schneidezähne schön senkrecht nach unten und die unteren Schneidezähne schön nach oben wachsen, und führt unter Umständen zu Kieferverformungen und Zahnfehlstellungen. Anders als beim Schnuller fällt der Abschied vom Daumenlutschen schwerer, weil man jederzeit auf den Daumen zurückgreifen kann, besonders wenn man sich ärgert, sich abgelehnt oder einsam fühlt, erschöpft oder traurig ist. Um zu erfahren, ob sich ernste Nöte hinter dem Nuckeln am Daumen verbergen, sollte darüber offen gesprochen werden, vielleicht auch mit einer fachkompetenten Hilfe. Druck und Drohungen bringen gar nichts, stattdessen sollte man verhandeln: altersgemäß und einfühlsam. Nähe und Zuwendung, verbunden mit attraktiven Anreizen und Angeboten wie Belohnungen, Vorlesen, Geschichten erzählen u. Ä., wirken motivierend. Sie stärken und erleichtern die allmähliche Entwöhnung.

Wie schädlich/nützlich ist der Schnuller?

Der Schnuller schadet deutlich weniger als Daumenlutschen, besonders wenn er kiefergerecht, d.h. abgeflacht und asymmetrisch ist. Außerdem kann man ihn, möglichst zwischen dem zweiten und dritten Lebensjahr, leichter auf- oder abgeben. Für alle Formen des Nuckelns empfiehlt sich: Nachgeben nur bei starkem Verlangen und jeweils nur für eine begrenzte Zeit. Den Schnuller nachts möglichst nur zum Einschlafen geben, dann aber herausnehmen. Finger oder Schnuller, die als Dauerstöpsel im Mund sind, verformen mehr als kurzfristige aktive Saugphasen. Bei exzessivem Nuckeln empfiehlt sich eine kombinierte logopädisch-psychologische Therapie mit der Betonung auf Saug- und anderen Mundübungen.

Was tun mit Naschkatzen?

Gummibärchen zum Kindergeburtstag, kein Problem. Doch manche Erwachsene neigen, ob aus Bequemlichkeit oder Mangel an Zeit, Kraft oder Nerven, dazu, Kinder mit Lollis, Nuckelflaschen oder Bonbons ruhigzustellen. Sobald das Naschen aber zur regelmäßigen Ersatzbefriedigung wird, kann es zum Suchtverhalten werden. Die Folgen sind Übergewicht, Diabetes, Haltungs- und Bewegungsdefizite und Stoffwechselerkrankungen.

Anstatt mit Verboten rigoros zu reagieren, empfiehlt es sich, die Mengen allmählich zu reduzieren und durch gesunde Alternativen zu ersetzen. Vor allem aber muss berücksichtigt werden, was das Naschen auf emotionaler Ebene ersetzt: das Zuhören, das Miteinander-Sprechen, das Spielen, die Zuwendung, die gemeinsame Lösung schulischer oder häuslicher Probleme, gegenseitige Achtung, Hilfe und Liebe. Auch hier gilt das alte Sprichwort: Wer Zeit und Mühe nicht gescheut, hat es später nicht bereut.

Was tun gegen Nägelkauen?

Bei dieser Angewohnheit handelt es sich, ähnlich wie beim Lutschen oder Nuckeln, um eine orale Ersatzbefriedigung, allerdings auf der nächsthöheren Entwicklungsstufe des Kauens. Dabei geht es jedoch nicht wie beim Essen um eine Auseinandersetzung mit Fremdem, dem Verzehren von Nahrung, sondern um das Zerstören von Eigenem. Mit den Nägeln kann man wie mit Krallen zupacken oder auch angreifen. Wenn man aber die Konfrontation umgeht, kaut und stutzt man die Nägel, manchmal bis aufs Blut, bis nur noch ein harm- und wehrloser Stumpf übrig bleibt. Schutzmaßnahmen wie Nagellack, Pflaster oder Aufbissschienen wirken mäßig. Mit psychologischer Begleitung kann man schon eher etwas bewirken. Bezeichnenderweise helfen Kauübungen, am besten in Verbindung mit funktionellen Zahnklammern. Anstatt das Kaubedürfnis zu bekämpfen, befriedigt man es auf physiologische Weise. Auf psychischer Ebene können damit besonders Aggressionen besser abgebaut werden. Indem man falsches Kauen durch richtiges ersetzt, entzieht man der Angewohnheit den Boden.

Braucht mein Kind tatsächlich eine Zahnspange?

Heutzutage werden viel zu viele Kinder mit Zahnspangen beglückt, die sie weder aus gesundheitlichen noch aus ästhetischen Gründen brauchen. Eine Notwendigkeit für eine Zahnspange besteht dann, wenn eine der vier Mundfunktionen (Atmen, Saugen, Kauen, Schlucken) durch eine Behandlung korrigiert werden muss und infolgedessen auch allgemeingesundheitliche Mängel vorliegen (Sprachstörungen, Mundatmung, Probleme beim Abbeißen oder Kauen, Rückenprobleme, die von einer Mundproblematik herrühren). Nicht jede ästhetisch beanstandete Zahnfehlstellung muss negative gesundheitliche Auswirkungen haben.

In der Regel fallen Verformungen der Kieferknochen und Bissverschiebungen gesundheitlich mehr ins Gewicht als reine Fehlstellungen einzelner Zähne. Dazu gehören Rückbisse (Prognathie), Vorbisse (Progenie), offene Bisse, Tiefbisse und Kreuzbisse, wobei jeweils die Lage des Unterkiefers im Verhältnis zum (festen) Oberkiefer beim Zusammenbeißen nicht der Normalität entspricht. Dabei kann es zu Beeinträchtigungen beim Kauen und Sprechen kommen, was auch die Kiefergelenke, den Rücken und eventuell den ganzen Bewegungsapparat in Mitleidenschaft ziehen kann. Auch in ästhetischer Hinsicht, besonders im Profil, machen sich solche Fehlbisse stärker bemerkbar. Dagegen kann die Korrektur einzelner belangloser Fehlstellungen den besonderen Charme und die persönliche Note eines Menschen so »glattbügeln«, dass das Lächeln mehr an das Schablonengebiss einer Schaufensterpuppe erinnert. Bezeichnend ist, wie schnell und »treu« die korrigierten Zähne in solchen Fällen oft wieder in ihren ursprünglichen Schiefstand zurückfallen, sobald sie nicht mehr durch eine Haltespange (Retainer) fixiert werden.

Zu den diversen Zahnspangen, die heute zum Einsatz kommen, gehören zwei Gruppen. Die erste Gruppe besteht aus Apparaten, die mit leichten Kräften auf mechanischem Weg Zähne in die Reihe und die Kiefer in die richtige Form bringen. Diese aktiven Zahnspangen, die durch Druck und Zug eine Spannung ausüben, können herausgenommen oder an den einzelnen Zähnen festgeklebt werden (mit sogenannten Brackets, die durch Drahtbögen verbunden sind). Zur zweiten Gruppe gehören Zahnspangen, die weitgehend passiv und beweglich im Mund liegen und deshalb zum Essen herausgenommen werden. Man nennt sie funktionskieferorthopädische Geräte, weil man mit ihnen die natürlichen Funktionen, d. h. die Bewegungen des Mundes als Kraftquelle für die Umstellung der Zähne und die Umformungen der Kiefer nutzt. Wenn eine Kieferfehlbildung und Bissverschiebung so ausgeprägt ist, dass sie mit Zahnspangen allein nicht zu behandeln ist, greift man ergänzend zur Kieferchirurgie, mit erstaunlichen ästhetischen und gesundheitlichen Verbesserungen.

Welche Zahnspange, ob fest oder herausnehmbar, ob aus der ersten oder zweiten Gruppe, in Frage kommt, sollte keine Frage von Vorlieben oder Ideologien sein, sondern nach den Erfordernissen des Einzelnen entschieden werden. Beide Systeme haben Schwächen und Stärken, so dass sich meistens mit einer sinnvollen Kombination aus beiden am meisten erreichen lässt. Wo zu viel und einseitig festsitzende Zahnspangen zum Einsatz kommen, sind Rückfälle eher zu erwarten, und die Mundfunktionen kommen oft zu kurz. Wo zu viel und einseitig Funktionsgeräte eingesetzt werden, lassen sich Fehlstellungen oft ungenügend korrigieren, mit entsprechenden ästhetisch unbefriedigenden Ergebnissen. Am Ende kommt es darauf an, dass nicht nur die Schönheit, sondern auch die Gesundheit ernst genommen wird und beide in Einklang gebracht werden.

Was tun bei häufig entzündeten Mandeln?

Zu klären ist, ob eine Mundatmung der auslösende Krankheitsfaktor ist. Wenn das zeitweise der Fall ist, dann kann man mit einer menthol- und kampferhaltigen Creme oder Inhalierstiften an den Naseneingängen für eine freie Nasenatmung sorgen. Nasentropfen können leicht zu einer Austrocknung der Schleimhäute und zur Abhängigkeit führen. Vorsicht auch mit Antibiotika, die nur kurzfristig

Erleichterung bringen, aber auf Dauer resistente Bakterien hinterlassen können und deshalb immunschwächend wirken. Nachhaltig stärkend und heilsam wirkt die Gabe von Effektiven Mikroorganismen (EM). Diese regenerieren die Mundflora und -fauna, indem sie sie mit abwehrstarken Bakterienstämmen bevölkern. Die an der Mandelentzündung beteiligten aggressiven Keime werden damit auf biologische Weise zurückgedrängt und unschädlich gemacht. Wenn eine dauerhafte Mundatmung ständige Mandelentzündungen verursacht, können kieferorthopädische Maßnahmen zur Umstellung auf die Nasenatmung helfen.

Soll man Polypen entfernen lassen?

Spätestens wenn die durch Wucherungen vergrößerten Rachenmandeln zum Schnarchen führen oder mit Dauerschnupfen, Mittelohrentzündungen, Halsschmerzen, Nasennebenhöhlenentzündungen oder Bronchitis einhergehen, entfernt man sie gewöhnlich operativ. Man kann aber auch rechtzeitig etwas dagegen tun. Denn Polypen können nicht nur die Ursache, sondern auch das Ergebnis einer schlechten oder fehlenden Nasenatmung sein. Hilfreich und vorbeugend wirken alle Mittel und Maßnahmen, die die Mundatmung abstellen. Solange noch ein Minimum an Luft durch die Nase strömen kann, lässt sich dieser Atemweg wieder weiten und bahnen. Nach dem Motto »Wege entstehen, wenn wir sie gehen« kehrt die Nasenatmung allmählich wieder. Schon allein durch ihre Strömungseigenschaften, z. B. durch das feuchte Kühlen, lässt die Luft die Schleimhäute schlanker und die Atemwege freier werden. Bei Kindern sorgt in der Regel das Wachstum der Nasenhöhlen für einen Rückgang der Polypen, was die Nasenatmung wiederum erleichtert. Falls die Polypen doch entfernt werden (müssen), sollte wenigstens danach für eine Umstellung von der Mund- zur Nasenatmung gesorgt werden. Neue Wucherungen werden dadurch erschwert.

Was tun gegen Trockenheit im Mund?

Etwa 10 bis 20 Prozent der jungen Menschen leiden an Mundtrockenheit, bei den über Siebzigjährigen sind es weit über 30 Prozent, da sich im Alter oft auch der Speichelfluss verringert. Das kann aber auch in jungen Jahren passieren, etwa durch Stress. Wer ständig unter Strom steht, hält sein vegetatives Nervensystem auf Trab, das die Speichelproduktion reguliert. Der Sympathikusnerv, der bei Stress Alarmbereitschaft auslöst, dreht dann den Speichelhahn zu. Essen ist dann kein Genuss mehr, weil wir ohne Speichel weder richtig schmecken noch schlucken können. Auch das Sprechen fällt schwer. Hinzu kommt schlechter Mundgeruch, weil die reinigende Wirkung des Speichels auf der Strecke bleibt. Mundtrockenheit ist auch eine Nebenwirkung verschiedener Medikamente (starke Schmerzmittel, Blutdrucksenker, Schlafmittel, Psychopharmaka und Zytostatika) und Drogen (Cannabis, Heroin, Kokain und Ecstasy). Manchmal (nach dem Sport, bei Durchfall oder Erbrechen) ist es nur Flüssigkeitsmangel, der zur Mundtrockenheit führt. Auch Mundatmung führt im Winter bei Heizungsluft zur Austrocknung des Mundes.

Wenn die Mundtrockenheit von Sehstörungen, Übelkeit und Erbrechen begleitet wird, sollte man zum Arzt gehen. Alarmieren sollte uns auch ein trockener Mund bei der Zuckerkrankheit (Diabetes mellitus). Auch bei Begleitsymptomen wie Mundbrennen, Glieder- und Kopfschmerzen oder einem länger andauernden Krankheitsgefühl sollte man zum Arzt gehen.

Ratsam ist die Ursachenbekämpfung bei Medikamenten, z. B. durch Absetzung oder Austausch. Alles, was den Speichel wieder zum Fließen bringt, kann helfen: gründliches Kauen etwa von knackigen Möhren, Rettich, Radieschen oder Kokosnuss. Auch das Lutschen von gefrorenen Zitrusfrüchten und sauren Drops kann helfen. Runter vom Rauchen, von Alkohol und Drogen. Viel trinken (aber nicht zum Kauen), besonders Früchtetees (ohne Zucker) und chinesische Rezepturen. Stressabbau: sich Ruhe gönnen, Pausen einlegen, erst runterkommen, dann essen. Gute Mundhygiene und Zahnpflege verhindern mögliche Folgen der Mundtrockenheit wie Karies, Zahnfleischerkrankungen und Parodontose.

Was tun gegen trockene Lippen?

Spröde Lippen entstehen vor allem im Winter durch zu trockene Heizungsluft. In diesem Fall kann ich Ihnen einen Tipp von meiner Großmutter ans Herz legen, die sich die Lippen mit Bienenhonig einstrich. Trockene Lippen können aber auch von innen her entstehen, z. B. durch Fieber oder Funktionsstörungen im Verdauungstrakt. Oft verhindert die Mundatmung die natürliche Benetzung der Lippen von innen.

Um das störende Spannungsgefühl loszuwerden, lecken besonders Kinder häufig an ihren Lippen. Der Speichel, der der Schleimhaut im Mund nichts anhaben kann, ist den Lippen allerdings auf die Dauer ein Graus. Sie können durch den aggressiven Verdauungssaft so angegriffen werden, dass sich in den Mundwinkeln Risse (Rhagaden) bilden. Ist die Abwehrbarriere der Haut, ihr fetthaltiger Schutzfilm und die abweisende Außenschicht (Cutis), nicht mehr dicht, ruft dies neben schädlichen Bakterien auch den Herpesvirus auf den Plan. Hier kann das Einfetten der Lippen, z. B. mit Vaseline, oder das Auftragen von Cremes und speziellen Lippenstiften zwar schützen und lindern. Durchgreifender und dauerhafter wirkt dagegen die Wiederherstellung der eigenen Immunabwehr, das heißt, man lässt die Sprödigkeit und Rissigkeit der Lippen gar nicht erst entstehen: durch das Abstellen der Mundatmung und durch eine gesündere Ernährung.

Müssen Paukenröhrchen sein?

Natürlich betreten wir bei chronischen Mittelohrentzündungen und Paukenhöhlenergüssen (vermehrte Flüssigkeit hinter dem Trommelfell) das Hoheitsgebiet des HNO-Arztes. Dieser muss entscheiden, ob Drainageröhrchen für den Abfluss gelegt werden müssen. Wenn dafür aber die Mundatmung, eine schlaffe Mund- und Kieferhaltung oder ein falsches Schlucken (mit)verantwortlich sind, hilft es, diese kieferorthopädisch und logopädisch (mundmotorisch) zu beheben. Bei konsequenter Mitarbeit – Spange tragen, Übungen machen – können Ohrprobleme manchmal behoben oder eine HNO-Behandlung unterstützt werden. Dafür sorgt besonders der Druckausgleich über den Trompetengang zwischen Rachen- und Innenohrraum, der leicht zu eng werden oder verstopfen kann, wenn der Nasenatmung oder dem Schluckmechanismus etwas im Wege steht. Funktionsstörungen des Mundes können dabei außerdem mit einem Lymphstau einhergehen, bei dem hauptsächlich Wasser im Gewebe zurückbleibt, das zu Schwellungen führen und nicht in den Kreislauf zurückfließen kann. Durch die Behandlung und Normalisierung des Atem- und Schluckmodus kommt das Strömen von Blut und Lymphe wieder besser in Gang. Die angestaute Flüssigkeit, auch die im Ohr, kann dann auf natürliche Weise abfließen.

Mundgeruch, was tun?

Verantwortlich für diesen unliebsamen Begleiter sind in 80 bis 90 Prozent aller Fälle Fäulnisbakterien im Mund- und Rachenraum, die sich gern auf Essensresten zwischen den Zähnen, in den Zahnfleischtaschen, an kariösen Stellen oder Prothesen ansiedeln. Auch eine belegte Zunge kann einem den Atem vermiesen. Die anaeroben (ohne Sauerstoff lebenden) Bakterien bevorzugen eiweißreiche und säurebildende Kost. Auch Alkohol, Tabak und Koffein können den Atem verschlechtern. Daher ist es ratsam, bei dauerhaftem Mundgeruch nicht nur auf eine ausreichende Zahnhygiene vor allem auch in den Zwischenräumen zu achten, sondern auch auf eine gesunde basische Ernährung (Obst, Gemüse, Salat, Sprossen und Nüsse). Damit kann langfristig wieder eine gesunde Mundflora entstehen, in der die aeroben (auf Sauerstoff angewiesenen) Bakterien in der Überzahl sind und damit in die Lage versetzt werden, die Fäulnisbakterien in Schach zu halten. Eine Mundatmung, die auch den Speichel austrocknen und zu Mundgeruch führen kann, lässt sich auf Nasenatmung umstellen.

Besonders dem Foetor hepaticus, einem Biomarker, der auf eine schwere Lebererkrankung, vielleicht eine Leberzirrhose aufmerksam machen kann, sollte man nachgehen. Auch einen Diabetiker kann man unter Umständen an seinem aromatisch-fruchtigen Atemgeruch erkennen. Bestimmte Mundgerüche können auch verraten, was wir an Nahrung, Medikamenten und Drogen nicht adäquat verstoffwechselt oder vertragen haben. Aufgepasst also bei Antidepressiva sowie blutdrucksenkenden und entzündungshemmenden Medikamenten, zu deren Nebenwirkungen oft die Mundtrockenheit gehört. Unter Stress kommt vieles zusammen: Mundtrockenheit durch falsches Atmen, Hektik, Rauchen, Alkohol sowie der Konsum von Kaffee, Psychopharmaka oder Drogen. Leicht übersehen werden auch übelriechende Mandelsteine, die sich in den Furchen der Gaumenmandeln verstecken und nicht immer von selbst abwandern. Neue Atemfrische können zuckerfreie Kaugummis, Lutschbonbons mit Pfefferminze, Stoffe wie Chlorophyll, schwarzer oder grüner Tee oder das altbewährte morgendliche Ölziehen bewirken.

Wie sinnvoll ist die Zungenreinigung?

Da sich bei einer falschen Ernährungsweise auch auf der Zunge Beläge bilden können, ist die Zungenreinigung vorübergehend empfehlenswert, um wieder eine gesunde Mundflora entstehen zu lassen. Mit speziellen Zungenreinigern, erhältlich in Drogerien, lassen sich die Beläge abstreichen oder zumindest verringern. Beläge bilden sich umso leichter, je weniger wir kauen, weil dadurch die Reibungs- und Reinigungseffekte der Zunge unterbleiben. Da Beläge und Verfärbungen auf der Zunge oft von fernliegenden Entzündungsvorgängen oder Irritationen innerer Organe herrühren oder auf Gewohnheiten wie Rauchen, Alkoholgenuss, Süßigkeiten und Snacks beruhen, bleiben Reinigungsmaßnahmen auf Dauer wirkungslos. Eine gesunde und ausgewogene Ernährung kann hier schon Erstaunliches bewirken. Wenn die Zunge wieder ihre rosa glänzende Färbung bekommt und sauber bleibt, entsteht dort auch kein Mundgeruch. Die mechanische Zungenreinigung, die auch leicht mit der Zahnbürste gelingen kann, braucht man dann vielleicht nicht mehr.

Was ist von Mundspülungen zu halten?

Von der Angst vor Mundgeruch lebt sehr einträglich ein ganzer Industriezweig, der mit allerlei farbigen Wässerchen lockt und den Verbrauchern das Blaue vom Himmel herunter verspricht. Allerdings können Sie den Mundgeruch mit den in aller Regel chlorhexidinhaltigen Spülungen nur kurzfristig überdecken. Denn der Wirkstoff tötet nicht nur die anaeroben Fäulnisbakterien, sondern auch die aeroben Bakterien, die ja die Aufgabe haben, für eine gesunde Mundflora zu sorgen. Weitere Nebeneffekte dieser Mundspülungen sind Störungen des Geschmacksempfindens sowie Ablagerungen und Verfärbungen von Zähnen, Zahnfleisch und Zunge. Dagegen können Effektive Mikroorganismen (EM) Erstaunliches gegen Mundgeruch, Zahnfleischentzündungen, Zahnstein und zur Wundheilung nach einer Zahnextraktion bewirken. Dafür empfiehlt Anne Katharina Zschocke das tägliche mehrmalige Ausspülen des Mundes mit einem halben Teelöffel EM auf ein halbes Glas Wasser sowie das Gurgeln, um auch weiter hinten gegen Entzündungen des Zahnfleischs (z. B. bei durchbrechenden Weisheitszähnen) oder der Mandeln vorzugehen. Achtung: Nicht runterschlucken, sondern ausspucken. Wenn auch das nicht reicht, warum nicht gleich ran an die Substanz? Denn das Entscheidende, die Beseitigung von Belägen, schaffen weder Wässerchen noch Zahnpasten. Da hilft nur die Mechanik mit der Zahnbürste.

Was ist von Zahnpflege-Kaugummis zu halten?

Wie bei den Mundspülungen macht auch dieser Industriezweig mit der Angst vor Mundgeruch gute Geschäfte und suggeriert dem Verbraucher, dass es quasi schon zum guten Ton gehört, sich nach jeder Mahlzeit ein Kaugummi in den Mund zu stecken. Obwohl das Kaugummi für einen angenehm frischen Geschmack im Mund sorgt, ist der zahnreinigende Effekt sehr gering. Dafür wird durch das Kauen allerdings der Speichelfluss vorübergehend angeregt und puffert somit säurehaltige Essensreste. Der Kaugummi kann aber niemals die Effektivität der Zahnbürste ersetzen. Auch sind viele Inhaltsstoffe der Kaugummis (Weichmacher, Süßstoffe, Zucker und Aromastoffe) nicht immer unbedenklich.

Was ist von der professionellen Zahnreinigung zu halten?

Bei der professionellen Zahnreinigung werden die hartnäckigen Zahnbeläge entfernt, die vor allem durch Rotwein, Nikotin, übermäßigen Kaffee- oder Teegenuss sowie durch mangelhaftes Zähneputzen entstehen. Über die Frage, ob diese Reinigung nützlich oder schädlich ist, entbrennt im journalistischen Sommerloch immer wieder eine hitzige Debatte. Hier gilt, wie grundsätzlich im Leben, die Devise: Im richtigen Maß ist die professionelle Zahnreinigung durchaus angebracht. Wenn Sie viel rauchen, Kaffee, Tee oder regelmäßig Rotwein trinken, ist sie einmal jährlich sinnvoll, da die Beläge den anaeroben Bakterien mehr Angriffsfläche bieten und vor allem an den Zahnhälsen dazu führen können, dass sich Bakterien auch unter dem Zahnfleisch ansiedeln. Bei der professionellen Zahnreinigung werden diese Beläge mit Hilfe von Schabern und rotierenden Bürsten entfernt, was – entgegen vielen Befürchtungen – dem Zahnschmelz in keiner Weise schadet. Es findet im Grunde genommen nur ein intensiveres Zähneputzen statt. Eine professionelle Zahnreinigung braucht man also nur dann, wenn die häuslichen Zahnpflegemittel für gesundes Zahnfleisch und Zähne nicht ausreichen.

Nasenschleim: hochziehen oder schneuzen?

Grundsätzlich gilt es, die Nase frei zu halten, da sie nun einmal der primäre Atemweg zu unserer Lunge ist. Wie Sie das machen, spielt keine große Rolle. Durch das Ausschneuzen ersparen Sie Ihrem Magen das Verdauen des eiweißreichen Sekrets.

Hustenschleim: ausspucken oder runterschlucken?

Wie das Nasensekret enthält auch der Hustenschleim viel Eiweiß und im Erkältungsfall viele Bakterien, die der Magen verdauen, also unschädlich machen kann. Durch das Ausspucken – mit Rücksicht auf Ihre Mitmenschen bitte diskret und/oder in ein Taschentuch! – ersparen Sie Ihrem Magen die Verdauungsleistung, die Sie im Erkältungsfall an anderer Stelle besser brauchen können.

Was tun gegen Lippenherpes?

Da es sich bei dem sogenannten Herpes simplex um eine virale Infektion wie etwa die Gürtelrose handelt, kann man dagegen nur etwas tun, wenn man seine Immunabwehr durch eine gesunde Lebensweise stärkt. Die lokale Empfänglichkeit für eine herpesbedingte Lippenerkrankung kann man durch lippen- und hautschützende Maßnahmen vermindern. Ist die Herpesinfektion einmal da, helfen Melissenextrakt, Zinksalbe oder im Extremfall antivirale Salben aus der Apotheke. Da Herpes unangenehm und oft auch schmerzhaft ist, werden unzählige Hausmittel vorgeschlagen. Ausprobieren schadet nichts, aber die Wirkung lässt doch sehr zu wünschen übrig. Zwei Dinge sollte man auf jeden Fall vermeiden: Bitte nicht aufstechen, das erhöht nur das Risiko einer zusätzlichen bakteriellen Infektion. Und die Bläschen nicht der Sonne aussetzen.

Müssen Weisheitszähne raus?

Weisheitszähne sind launisch und unberechenbar. Manche kommen ohne Theater und sind am Ende voll funktionsfähig, andere lassen sich Zeit mit dem Durchbruch, wieder andere verursachen große Pein. Mit dem Argument, Letzteres passiere nur allzu gern genau dann, wenn man es überhaupt nicht gebrauchen kann, raten viele Zahnärzte dazu, die Weisheitszähne entfernen zu lassen, bevor es zu Komplikationen kommt. Tatsächlich kann aber niemand vorhersagen, ob die »Achter« jemals Ärger machen werden. In der Regel kündigen sie sich vorher an, selten wird man von heute auf morgen von rasendem Weisheitszahnschmerz überfallen. Rein statistisch gesehen ist die Wahrscheinlichkeit, am Wochenende von Zahnschmerzen heimgesucht zu werden, ohnehin um einiges geringer als an ganz normalen Arbeitstagen. Die einzige Regel lautet hier wie grundsätzlich beim Zahn: Vorbeugen durch gute Mund- und Zahnpflege, speziell ganz hinten, alle sechs Monate kontrollieren lassen und durch gelegentliches Röntgen beobachten, ob die Weisheitszähne sich aufrichten. Der Durchbruch eines Weisheitszahnes ist manchmal wie eine schwierige Geburt. Anstatt ihn leichtfertig zu opfern, sollte man bedenken, dass nicht die Zähne das Problem sind, sondern die Geburtswege, die anfangs krumm, aber durchaus auch wieder frei (gemacht) werden können. Im Knochen schlummernde Weisheitszähne müssen keine schlafenden Hunde sein und können, wenn sie friedlich bleiben, als Reservelager dienen, wenn im Alter sonst kein Backenzahn mehr die Stellung hält.

Wie sinnvoll sind Implantate?

Grundsätzlich gehören Implantate zu den großen Fortschritten in der Zahnmedizin. Sie ähneln in der Form den

Zahnwurzeln, die sie wie Dübel im Knochen ersetzen können. Das setzt aber voraus, dass genug Platz und Knochenmasse vorhanden ist und das Implantatmaterial keine negativen Körperreaktionen verursacht. Dann kann ein Implantat, das man einfach an die Stelle eines fehlenden oder verlorengegangenen Zahnes setzen kann, eine ideale Alternative zu einer Brücke sein. Dazu müssen keine eventuell noch völlig unversehrten Zähne zu Brückenpfeilern geschliffen und überkront werden. Bekanntlich halten Brücken auch im Mund nicht alles aus, denn ihre Pfeilerzähne werden oft nicht nur durch die Beschleifung Belastungen ausgesetzt, die ihre Lebenszeit verkürzen. Wenn sich der Kieferknochen jedoch durch eine Parodontose so stark abgebaut hat, dass sich Zähne darin nicht mehr (er)-halten lassen, wird wahrscheinlich auch die Verankerung eines Implantates an seiner Stelle auf Dauer nicht halten. Vorsicht also bei vollmundigen Angeboten, die schon so manchen Patienten nicht nur durch die hohen Kosten, sondern auch durch Komplikationen gebeutelt haben. Für diejenigen, deren Knochensubstanz an den entscheidenden Stellen noch viel Halt gibt, bietet sich ein Implantat geradezu an. Oft ist es die haltbarste und schonendste Lösung, etwa als Ersatz für Zähne, die nicht angelegt sind oder wegen einer Karies oder Entzündung nicht mehr erhalten werden können. Gerade wenn z. B. ein Schneidezahn fehlt, fällt sein Ersatz durch ein Implantat meistens weniger auf als eine Brücke. Denn der Knochen, der unter einer überbrückten Zahnlücke schrumpfen kann, bleibt in der Regel erhalten, wenn er ein Implantat halten muss.

Was kann man gegen Schnarchen tun?

Das Schnarchen entsteht in der Regel durch die Vibration des Gaumensegels in Verbindung mit der Mundatmung.

Es wird gestoppt, sobald man den Mund schließt und die Zunge sich an den Gaumen legt. Es gibt aber auch ein Schnarchen mit geschlossenem Mund, das im Rachenraum entsteht. Entscheidend für die meisten Schnarcher ist deshalb die Wiederherstellung eines Zungen-Gaumen-Kontakts, am besten mit geschlossenem Mund. Alle Übungen und kieferorthopädischen Maßnahmen, die diesen Zustand herbeiführen, können hilfreich sein. Sie finden solche Übungen in Kapitel 5. Oft sind es (stressbedingte) Lebensgewohnheiten, die zur Erschlaffung der Mund-, Kiefer- und Rachenmuskulatur führen. Dazu gehören zu reichhaltiges und zu spätes Essen sowie der übermäßige Konsum von Alkohol und Zigaretten. Hilfreich ist hier vor allem eine Gewichtsabnahme durch Bewegung, die automatisch auch die Atmung verbessert.

Quellen und Tipps zum Weiterlesen

Susanne Codoni: Unter http://www.scodoni.ch/spip/spip. php?article12 finden sich zahlreiche Fachartikel der Logopädin zu den Wechselwirkungen des orofazialen Systems und des gesamten Körpers sowie zur körperorientierten Sprachtherapie.

Norman Cousins: *Der Arzt in uns selbst. Die Geschichte einer erstaunlichen Heilung – gegen alle düsteren Prognosen.* Reinbek 1984

»Fehlkonstruktion Mensch. Warum wir für die moderne Welt nicht geschaffen sind«, in: *Der Spiegel* 40/2009

Daniel E. Lieberman: *Unser Körper. Geschichte, Gegenwart, Zukunft.* Frankfurt/Main 2013

Steven Pinker: *Der Sprachinstinkt. Wie der Geist die Sprache bildet.* München 1996

Anne Katharina Zschocke: *Die erstaunlichen Kräfte der Effektiven Mikroorganismen – EM. Gesundheit, Haushalt, Garten, Wasser.* München 2011

DANKSAGUNG

In erster Linie danke ich meiner Frau Anine dafür, dass sie diesen Kraftakt so geduldig mitgetragen und mir, wo sie nur konnte, den Rücken freigehalten und mit klugem Rat zur Seite gestanden hat. Auch meinen fünf Kindern sowie meinem Schwiegersohn bin ich sehr dankbar, dass sie mich durch ihre Kommentare und frischen Ideen beim Schreiben unterstützt haben.

Gerlinde Heydorn gilt mein besonderer Dank für ihren unermüdlichen und zuverlässigen Einsatz bei der Digitalisierung meines Manuskriptes. Ihr Ehemann Werner Heydorn entpuppte sich außerdem als still interessierter Erstleser, dessen Anmerkungen und Rückmeldungen sehr wertvoll für mich waren.

Ein ganz großer Dank geht an Susanne Rick, meine Ghostwriterin, die sich unserem Projekt mit Leib und Seele gewidmet hat und das Werk mit zu dem gemacht hat, was Sie nun vor sich liegen haben.

Meinen Praxismitarbeitern danke ich für ihre Unterstützung. Vor allem Liane Saggau-Drews danke ich dafür, dass sie mir Verwaltung und Organisation vom Leibe gehalten und mir die nötigen Freiräume geschaffen hat.

Den Mitarbeitern des Verlages, besonders Olivia Baerend, danke ich für die Zusammenarbeit und Hilfestellung bei der Entwicklung des Manuskriptes.

Dem Initiator Carlo Günther gegenüber empfinde ich eine ganz besondere Dankbarkeit, weil er von Anfang an an das

Thema geglaubt und sich für dieses Buchprojekt begeistert hat.

Schließlich gilt mein Dank auch denjenigen Personen, darunter Freunde und Kollegen, die mir zugearbeitet haben, durch ihr Wissen, ihre Ideen oder Hinweise: Dr. Detlev Schmidt (ehemaliger Praxismitarbeiter), Dr. Thomas Niedermeier, Dr. Bernd Dellwig und Dr. Herbert Wessel, mit denen ich mich regelmäßig in der Praxis treffe und im Arbeitskreis austausche. Dirk Geuer, Dr. Anne Katrin Roever-Plagman, Dr. Ingvo Broich, Dr. Erich Wühr, Dr. Ulrich Randoll, Dr. Peter Bornhofen, Dr. Roland Schule, Dr. Johannes Krebs und Prof. Renate Girmes danke ich für den regen und lehrreichen Austausch in den letzten Jahren.

Sidonie Fuchs danke ich ganz herzlich, dass sie mich mit ihrer Begeisterung für das Thema Effektive Mikroorganismen (EM) angesteckt hat.

Beatriz Padovan, die mir eine außerordentliche und geistig spendable Lehrmeisterin gewesen ist, danke ich für die Horizonterweiterung während unserer gemeinsamen Lehraktivitäten.

Meinen Brüdern Oliver und Alexander danke ich für kritische Rückmeldungen und gelegentliches Probelesen. Meinem Vetter Carl-Albrecht von Treuenfels bin ich dankbar für gute Ratschläge, die er mir als Jurist und erfahrener Buchautor mitgegeben hat.

Meinen Patienten, von denen ich am meisten lerne, danke ich für ihre bereitwillige Kooperation bei der Wiedergabe ihrer Fallgeschichten.

STICHWORTVERZEICHNIS